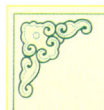

国医绝学百日通

27种药食两用的必吃食物

李玉波　翟志光　袁香桃◎主编

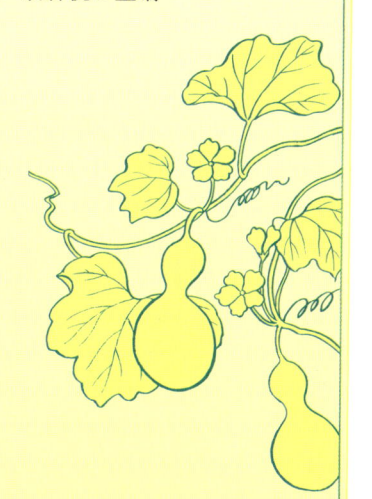

中国科学技术出版社
·北京·

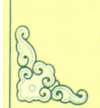

图书在版编目（CIP）数据

27种药食两用的必吃食物 / 李玉波, 翟志光, 袁香桃主编. -- 北京：中国科学技术出版社, 2025.2
（国医绝学百日通）
ISBN 978-7-5236-0766-4

Ⅰ.①2… Ⅱ.①李… ②翟… ③袁… Ⅲ.①保健食品—介绍 Ⅳ.①TS218

中国国家版本馆CIP数据核字（2024）第098707号

策划编辑	符晓静　李洁　卢紫晔
责任编辑	曹小雅　王晓平
封面设计	博悦文化
正文设计	博悦文化
责任校对	吕传新
责任印制	李晓霖

出　版	中国科学技术出版社
发　行	中国科学技术出版社有限公司
地　址	北京市海淀区中关村南大街 16 号
邮　编	100081
发行电话	010-62173865
传　真	010-62173081
网　址	http://www.cspbooks.com.cn

开　本	787毫米×1092毫米　1/32
字　数	4100千字
印　张	123
版　次	2025 年 2 月第 1 版
印　次	2025 年 2 月第 1 次印刷
印　刷	小森印刷（天津）有限公司
书　号	ISBN 978-7-5236-0766-4 / R·3282
定　价	615.00元（全41册）

（凡购买本社图书，如有缺页、倒页、脱页者，本社销售中心负责调换）

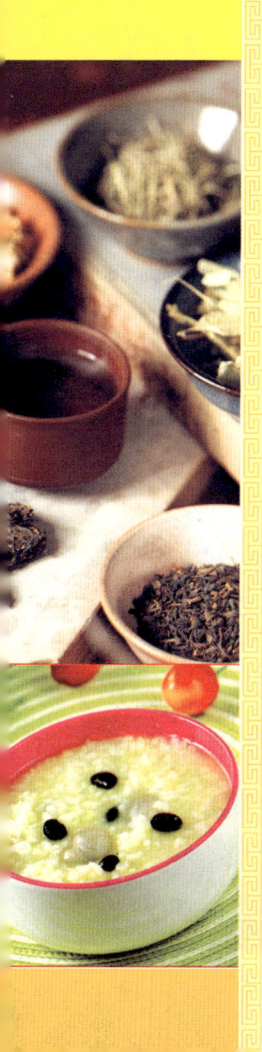

目录

第一章 药食同源养生智慧

解析国医推崇的药食同源养生法 2
药食同源的重要地位 2
药食同源的直接体现——药膳 3
药食同源养生法的神奇作用 3

药食两用的理论依据 4
古代医学文献肯定了药食两用之说 4
用量问题体现药食两用之说 5

药食两用名单 6
既是食品又是药物的名单 6
可用于保健食品的名单 7
保健食品禁用名单 7

4种药食两用中药食用时的注意事项 8
枸杞子 8
白果 8
肉豆蔻 8
苦杏仁、桃仁 8

第二章 有养生作用的27种药食两用食物

山药 10

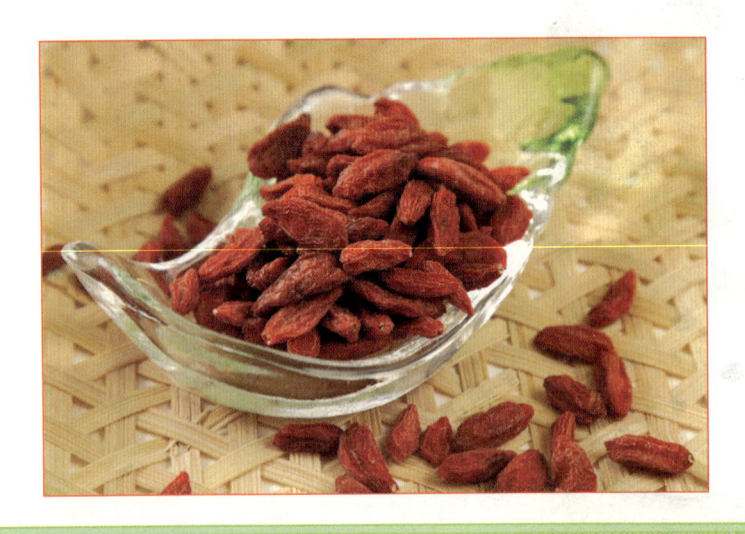

绿豆 …………………………14	决明子 ………………………54
赤小豆 ………………………16	肉桂 …………………………56
生姜 …………………………20	陈皮 …………………………58
红枣 …………………………22	木瓜 …………………………60
桂圆 …………………………26	芡实 …………………………64
百合 …………………………28	燕麦 …………………………66
杏仁 …………………………30	芹菜 …………………………70
昆布 …………………………34	山楂 …………………………74
莲子 …………………………38	芦荟 …………………………78
花椒 …………………………42	马齿苋 ………………………80
芝麻 …………………………44	枸杞子 ………………………82
蜂蜜 …………………………46	薏米 …………………………84
菊花 …………………………48	
金银花 ………………………52	**附录** …………………………88

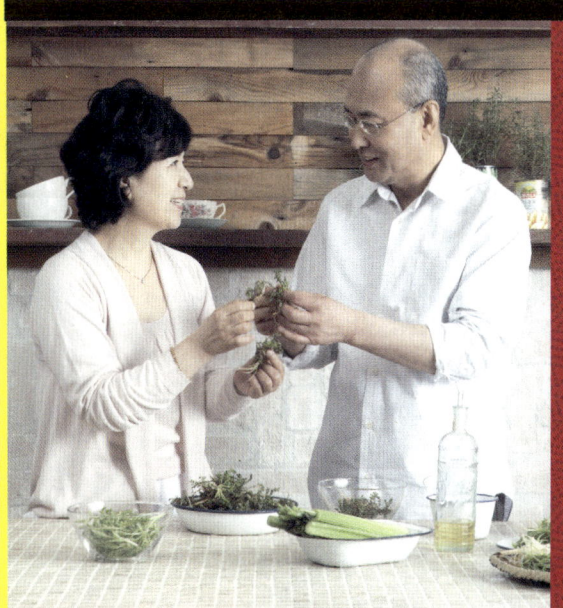

第一章 药食同源养生智慧

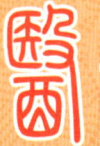

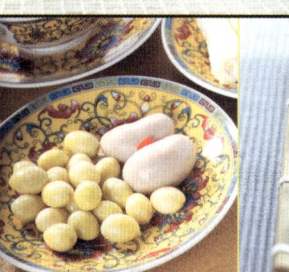

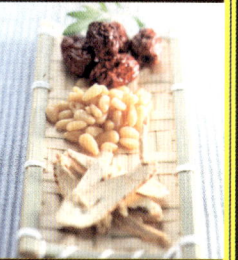

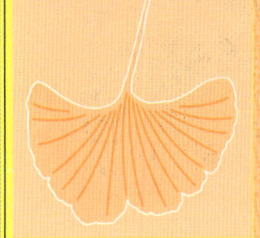

酌……

在我国自古便有"药食两用""食疗、食养"的提法。古代名医也经常利用一些兼具药用、食用的食材或药材为人们调养身体，以达到治病、强身、延年益寿的目的。

解析国医推崇的药食同源养生法

"药食同源"是指许多食物可当成药物，食物与药物之间并无绝对的分界线。古代医学家将中药的"四性""五味"理论运用到食物之中，认为每种食物也具有"四性""五味"，也具有治病养生功效。

药食同源的重要地位

药食同源在中医理论中的地位

中医典籍中有"安身之本，必资于食"及"食借药之力，药助食之功"的说法，两者相辅相成。

纵观中医典籍记载的保健治病药方，其中采用食疗治病的方剂不胜枚举，主要是通过健脾、补肾两种方法来达到扶正固本、调和气血，最终实现强身健体、治疗疾病。

药食同源在人们心目中的地位

药食同源理论不仅在中医治病养生中占据了重要地位，在人们的心目中也有着不可动摇的位置。这是因为，药食同源的养生保健法打破了良药苦口的说法，它将药物与食物有机结合起来，或直接选用具备药食同源特质的食物，通过我国传统的方法进行烹调，真正实现了良药不必苦口的目的，这种治病、保健方法，深受人们喜爱，药食同源理念也因此更加深入人心。

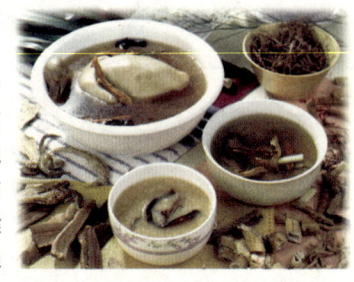

食物也是药物，维护着身体健康

药食同源的直接体现——药膳

药食同源的养生祛病理念，反映在操作方法上就是人们日常所讲的药膳，它是将中药与某些具有药用价值的食物相搭配，或者直接将某些具有药用价值的食物，采用我国独特的饮食烹调技术，结合现代科学方法，制成具有色、香、味、形的美味食品。食用这种食品可达到养生祛病的功效。

国医小课堂

药膳的主要特点

◎药膳是中医学的一个组成部分，无论组方配伍及施膳原则，均以中医基本理论作指导，体现了辨证施膳的理论。

◎药膳具有独特的制作方法，是根据中医学的理论和用药要求，结合药物性能，应用食品烹调和药物加工炮制技术而成的一套特殊制作方法。

◎药膳是一种特殊食品，在药物与食品的综合作用下，既能满足营养与保健的需求，又具有药物功效和食品美味。

药食同源养生法的神奇作用

抗衰老，延年益寿

养生保健有许多途径，如加强体育运动、注重精神卫生，更重要的一条是利用天然、有食疗作用的食物来调节机体的生理活动和增强免疫力。而药食同源恰好符合这种养生理念，可达到延年益寿的目的。

提高人体免疫力

人体免疫系统是维护自身健康的主要防线。免疫系统功能紊乱，相当于为病毒打开了大门。而免疫系统出故障，关键在于人们的饮食不均衡，使体内代谢产物不能及时排出，导致身体内各组织功能下降，不能正常运行。若采用药食同源饮食养生祛病法，便可有效地调理身体，驱赶病毒，起到调节人体免疫力的作用。

药食两用的理论依据

我国自古以来就有药食同源的理论。中医认为，一些食物不仅可作为食物，还可当成药物，与药物发挥同样的治病作用。在古代，人们在寻找食物的过程中发现了各种食物和药物的性味和功效，认识到许多食物可以药用，许多药物也可以食用，两者之间没有明确的界限。这就是药食同源理论的基础，也是食物疗法的基础。

古代医学文献肯定了药食两用之说

唐朝时期的《黄帝内经太素》中写道："空腹食之为食物，患者食之为药物。"反映出药食同源的思想；《淮南子·修务训》称："神农尝百草之滋味，水泉之甘苦，令民知所避就。当此之时，一日而遇七十毒。"可

国医小课堂

药物与食物的异同点

药物与食物之间的共同点是都具有治病、保健、养生的作用。而它们之间的不同点是：

◎中药的治疗药效强，也就是人们常说的"药劲大"，只要能正确用药，治病疗效相当显著，而用药不当时，容易出现较明显的副作用。

◎对于食物而言，它虽然具有治病功效，但不像药材那样显著，如果食用不当，也不会造成致命后果。但不可忽视的是，药物虽然作用强但一般不会经常吃，食物虽然作用弱但天天都离不了。因此，食物的治病效果就会由量变转变成质变，治病作用就非常明显了。从这个意义上讲，食物的治病作用并不次于中药。只要正确合理地调配饮食，坚持下去，食物也能发挥出令人意想不到的功效。

见在神农时代，药与食不分，无毒者可就，有毒者当避；《黄帝内经》对药食同源也有着非常权威的阐述，如"大毒治病，十去其六；常毒治病，十去其七；小毒治病，十去其八；无毒治病，十去其九。谷肉果菜，食养尽之，无使过之，伤其正也"，这是最早的食疗原则，也是药食同源理念的一种体现。

用量问题体现药食两用之说

中医药学指出，中药是一个非常大的药物概念，所有的动植物、矿物质等都属于中药范畴，凡是中药都可以食用，只不过存在着一个用量问题。毒性作用大的用量相对小一些，毒性作用小的可适当加大用量。而对于食物来说，有些食物性偏寒，多吃伤脾胃；有些食物性平和，可适当加大用量，对人体有着非常好的滋补功效。如雪梨既是一种水果，也是一种中药，且性微寒，能清肺润燥、生津止渴，所以在夏、秋季食用最好，如果在冬季食用就会伤脾胃，情况严重了还会导致感冒。生姜是日常生活中常见的食物，也是一种中药，且性温，能温中祛寒，适合天气寒冷的冬季食用，在夏天食用就会适得其反，导致上火。

由此可见，药物与食物相同，都存在一个用量问题，很难将两者明确地划分出来，这也是药食同源的另一个理论依据。

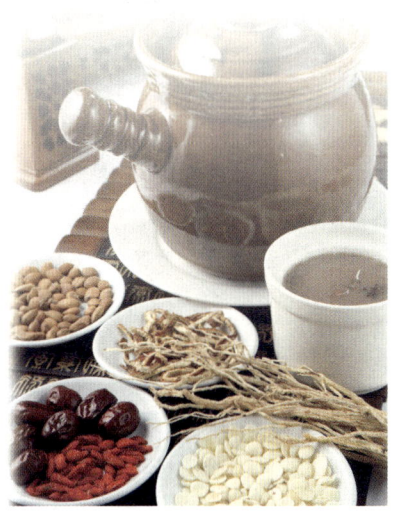

在生活中有许多药食两用的食材，如红枣、杏仁等

药食两用名单

"是药三分毒"已是广为人知的用药常识，不管是中药还是西药都含有一定量对人体有害的成分，所以在用药过程中，一定要慎重，以免对身体产生毒副作用，为日后的健康埋下隐患。以下是原卫生部公布的87种药食两用的食材及药材名单，对名单之外的中药材，千万不要当保健食品常服常用，否则会对身体造成极大的伤害。本书在挑选药食两用药材及食材过程中，就是以原卫生部发布的药食两用名单为理论依据，科学、有针对性地对每种食材及药材进行解析。

既是食品又是药物的名单

丁香、八角茴香、刀豆、小茴香、小蓟、山药、山楂、马齿苋、乌梢蛇、乌梅、木瓜、火麻仁、代代花、玉竹、甘草、白芷、白果、白扁豆、白扁豆花、桂圆肉（桂圆）、决明子、百合、肉豆蔻、肉桂、余甘子、佛手、杏仁（甜、苦）、沙棘、牡蛎、芡实、花椒、赤小豆、阿胶、鸡内金、麦芽、昆布、枣（红枣、酸枣、黑枣）、罗汉果、郁李仁、金银花、青果、鱼腥草、姜（生姜、干姜）、枳椇子、枸杞子、栀子、砂仁、胖大海、茯苓、香橼、香薷、桃仁、桑叶、桑葚、桔红、桔梗、益智仁、荷叶、莱菔子、莲子、高良姜、淡竹叶、淡豆豉、菊花、菊苣、黄芥子、黄精、紫苏、紫苏子、葛根、黑芝麻、黑胡椒、槐米、槐花、蒲公英、蜂蜜、榧子、酸枣仁、鲜白茅根、鲜芦根、蝮蛇、橘皮、薄荷、薏米、薤白、覆盆子、藿香。

山楂、枸杞子

可用于保健食品的名单

人参、人参叶、人参果、三七、土茯苓、大蓟、女贞子、山茱萸、川牛膝、川贝母、川芎、马鹿胎、马鹿茸、马鹿骨、丹参、五加皮、五味子、升麻、天门冬、天麻、太子参、巴戟天、木香、木贼、牛蒡子、牛蒡根、车前子、车前草、北沙参、平贝母、玄参、生地黄、生何首乌、白及、白术、白芍、白豆蔻、石决明、石斛（需提供可食用证明）、地骨皮、当归、竹茹、红花、红景天、西洋参、吴茱萸、怀牛膝、杜仲、杜仲叶、沙苑子、牡丹皮、芦荟、苍术、补骨脂、诃子、赤芍、远志、麦门冬、龟甲、佩兰、侧柏叶、制大黄、制何首乌、刺五加、刺玫果、泽兰、泽泻、玫瑰花、玫瑰茄、知母、罗布麻、苦丁茶、金荞麦、金樱子、青皮、厚朴、厚朴花、姜黄、枳壳、枳实、柏子仁、珍珠、绞股蓝、胡芦巴、茜草、荜茇、韭菜子、首乌藤、香附、骨碎补、党参、桑白皮、桑枝、浙贝母、益母草、积雪草、淫羊藿、菟丝子、野菊花、银杏叶、黄芪、湖北贝母、番泻叶、蛤蚧、越橘、槐实、蒲黄、蒺藜、蜂胶、酸角、墨旱莲、熟大黄、熟地黄、鳖甲。

苍术

保健食品禁用名单

八角莲、八里麻、千金子、土青木香、山莨菪、川乌、广防己、马桑叶、马钱子、六角莲、天仙子、巴豆、水银、长春花、甘遂、生天南星、生半夏、生白附子、生狼毒、白降丹、石蒜、关木通、农吉痢、夹竹桃、朱砂、米壳（罂粟壳）、红升丹、红豆杉、红茴香、红粉、羊角拗、羊踯躅、丽江山慈菇、京大戟、昆明山海棠、河豚、闹羊花、青娘虫、鱼藤、洋地黄、洋金花、牵牛子、砒石（白砒、红砒、砒霜）、草乌、香加皮（杠柳皮）、骆驼蓬、鬼臼、莽草、铁棒槌、铃兰、雪上一枝蒿、黄花夹竹桃、斑蝥、硫黄、雄黄、雷公藤、颠茄、藜芦、蟾酥。

4 种药食两用中药食用时的注意事项

枸杞子

枸杞子虽然没有毒性，但由于其温热性较强，感冒发热、身体有炎症、腹泻的人不能吃，每天食用量最好不超过30克，否则易上火。

白果

白果又称银杏，果肉鲜嫩可食，有祛痰止咳、润肺定喘等功效。但果仁中含银杏酸、银杏酚等有害物质，对肝、肾、神经系统皆有毒副作用。生食或烹调过程中没有加工熟透，食用达一定量后可诱发急性中毒，中毒量成年人为40~300颗，小儿为7~50颗，中毒潜伏期1~4小时，症状表现为发热、头痛、呕吐、腹痛、下泻等。

肉豆蔻

肉豆蔻含有毒成分黄樟醚、肉豆蔻醚，未经炮制去油或服用量大于7.5克可出现幻觉、恶心、眩晕等不适症状。

苦杏仁、桃仁

这两种药食同源的药材中均含有苦杏仁苷，若食用过量，该成分会在体内分解出较多的氢氰酸而引起中毒，产生窒息、呼吸中枢麻痹等问题。成年人食用量约60克时可导致中毒死亡。

· 第二章 ·

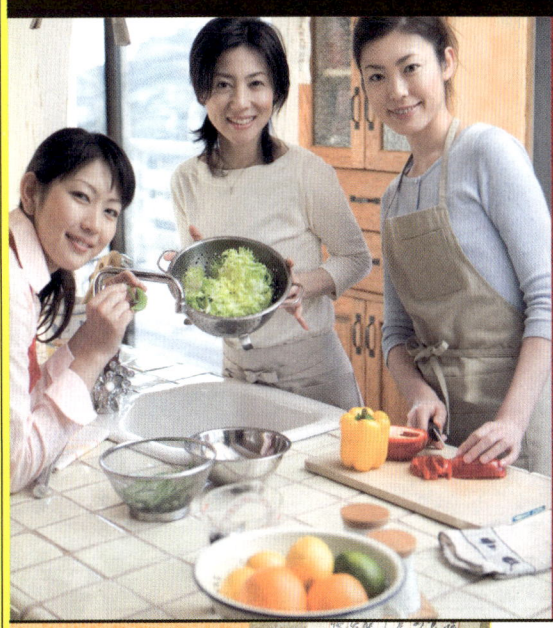

有养生作用的
27种药食两用食物

略简……

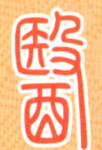

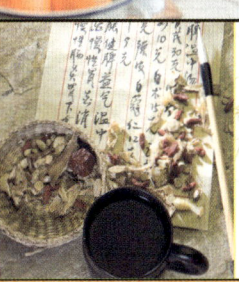

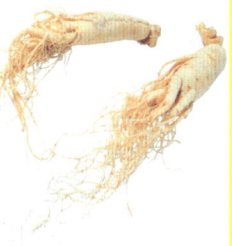

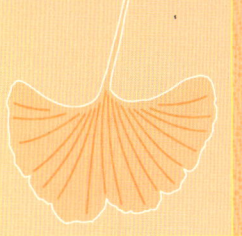

　　提到药食两用的食材，许多人或许觉得很陌生，不过当具体到某种食材时你又会觉得十分亲切，因为那些都是我们日常生活中经常吃到、用到的食材，更让你吃惊的是，这些食材还具有很强的养生保健功效呢！本章就为你一一揭晓。

山药

延年益寿的佳品

【性味归经】性平,味甘;归脾、肺、肾经
【适用人群】老幼皆可食用
【建议用量】每餐85克

药食两用的营养功效

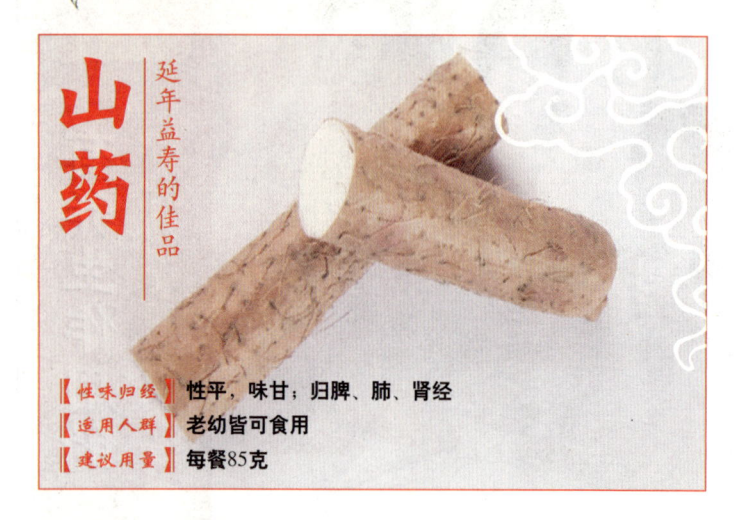

中医认为,山药有补脾养胃、生津益肺、补肾益精的养生功效,可以用于脾虚食少、脉数细滑、久泻不止、肺虚喘咳、肾虚遗精、尿频等病症的辅助食疗。

现代研究表明,山药中含有黏蛋白、淀粉酶、游离氨基酸和多酚氧化酶等物质,且含量丰富,具有滋补作用,为病后康复食补的佳品。山药可促使机体T淋巴细胞增殖,增强免疫功能,延缓细胞衰老,所以就有了"常服山药延年益寿"的说法。山药中的薯蓣皂,被称为天然的DHEA。DHEA有"激素之母"的美称,可促进内分泌激素的合成,能促进皮肤表皮细胞的新陈代谢,提升肌肤的保湿功能,并对改善体质有一定的帮助。

食材养生红绿灯

◎山药有收涩的作用,故大便燥结者不宜食用。
◎糖尿病患者不宜过量食用。

食物养生搭配宜忌

山药+鸭肉=健脾养胃、固肾（√）

山药含有多种营养素，多食用可以强身健体，与可大补虚劳、滋五脏之阴、补血行水、养胃生津、清热健脾的鸭肉同食，滋养五脏的效果更显著。

山药+莲子=健脾补肾、抗衰老（√）

山药是滋阴养颜的佳品，与有补脾止泻、益肾、养心安神功效的莲子同食，可以帮助女性延缓衰老，留住青春。

山药+柿子=胃胀、腹痛、呕吐（×）

柿子里含有一种叫柿胶酚的物质，遇到有收敛作用的山药就会形成一种很黏稠的胶状物，常食可造成胃黏膜糜烂、溃疡，严重的甚至导致出血，常伴有剧烈的腹痛、恶心、呕吐等症状。

食材料理小窍门

◎山药黏液含有植物碱成分，会让人在削皮时感到手很刺痒，所以，在食用前要戴手套，这样可以防止手部麻痒。

◎在削皮后，山药表面容易被氧化成红褐色，为了避免山药变色，可在削完皮后，把山药放入盐水中。

◎剩下的山药去皮切块后用塑胶袋装好，然后立即放入冰箱急速冷冻。烹煮时等水烧开后直接把冻山药下锅，既方便又能确保山药质量。

科学选购提升养生功效

切面：断面白色，颗粒状，粉性，嚼之粘牙。

色泽：表面黄白色或淡黄色，有纵沟，偶有浅棕色外皮残留。

气味：生山药无臭，味甘；炒山药气味香甜。

大小：薯块完整，长10～20厘米，须根少，不腐烂，同体积的越重越好。

药食两用的偏方、便方、验方、单方

治疗感冒 偏方

山药饼：山药、赤小豆各200克,白糖50克,桂花、果脯丁各适量。先把山药去皮蒸熟,再放入30克白糖搅烂;赤小豆焖熟去皮制成豆沙后放10克白糖和桂花搅拌均匀;用山药泥将豆沙包在里面做成饼,上面加果脯丁;用白糖和水勾稀芡,浇在山药饼上,蒸熟当点心,随意食用。

健脾益气 验方

酒汁浸山药：将黄酒倒入砂锅中煮沸,放入山药片,煮沸后将剩下的酒慢慢添入。熟后取出山药,在酒汁中再加入蜂蜜,煮沸即成。可辅助治疗虚劳咳嗽、痰湿咳嗽、脾虚咳嗽或泄泻、小便频数等症。

补气益血 验方

红枣山药桂圆粥：红枣10颗,山药60克(切片),桂圆肉10克,加水适量煮熟,再加糯米粉或藕粉适量,煮沸成粥状,每日1次。适用于气血两虚型不育症的辅助食疗。

健脾益气 验方

山药末：将生山药与炒山药1∶1研末,口服,每日2次。适用于腹胀等。

健脾止泻 验方

山药党参饮：山药、党参各12克,白术、茯苓各9克,神曲6克,水煎服。适用于脾虚久泻。

补益肝肾、滋润血脉、降血压 验方

山药决明荷叶饮：新鲜山药60克,决明子15克,鲜荷叶30克。将荷叶放入纱布袋中,与决明子水煎15分钟,再放入山药丁,小火煮10分钟,过滤留汁,分为早、晚服用。适用于肝火上炎型高血压患者。

治疗肺结核高热 单方

山药饮：山药120克,放入砂锅中,再加入600毫升清水,煎至200毫升。把煎好的山药汁倒入茶杯中代茶频饮,服用7～10日可见效。

27种药食两用的必吃食物

养生保健食谱推荐

🍁 山药绿豆羹

材料 山药400克，绿豆500克

调料 糖少许

做法

1. 绿豆洗净后浸泡约10分钟。
2. 将绿豆加水煮1小时。
3. 用果汁机将绿豆汤搅打均匀。
4. 山药去皮，洗净切小丁，加入绿豆汤中煮20分钟，加糖调味。

健康小叮咛 此羹具有清热解暑、提神顺气的功效，还可以缓解伤风感冒、夏季头痛、鼻塞不通等症状。在感到倦怠无力、食欲不振、口腻无味的时候服用此羹，能让人消除烦闷、心旷神怡。

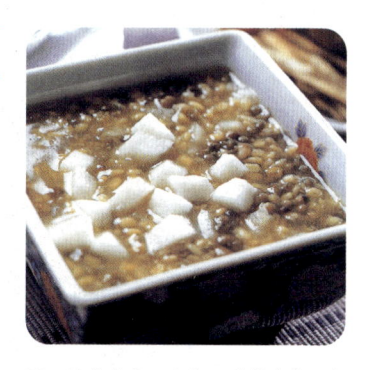

🍁 山药红枣粥

材料 红枣12颗，山药适量，糯米半杯

调料 盐适量

做法

1. 将糯米洗净泡水；红枣用水洗净；山药去皮切丁。
2. 深锅内放入糯米、红枣及5杯清水，用大火煮开。
3. 然后改小火煮，加入山药丁煮至黏稠，依个人口味加入盐调味。

健康小叮咛 糯米也叫江米，口感香糯黏滑，常被用来制成风味小吃，如年糕、元宵、粽子等。糯米呈蜡白色不透明或半透明状，吸水性和膨胀性比较小，煮熟后黏性大，口感滑腻，不易消化。

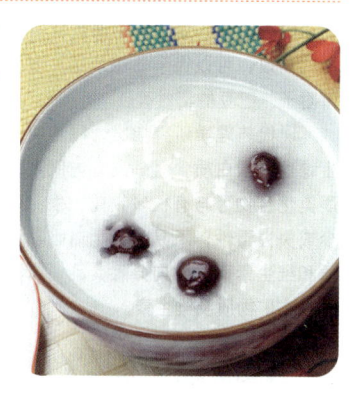

13

绿豆

济世排毒之良谷

【性味归经】性凉,味甘;归心、胃经
【适用人群】一般人均可食用,热性体质者尤为适宜
【建议用量】每餐40克

药食两用的营养功效

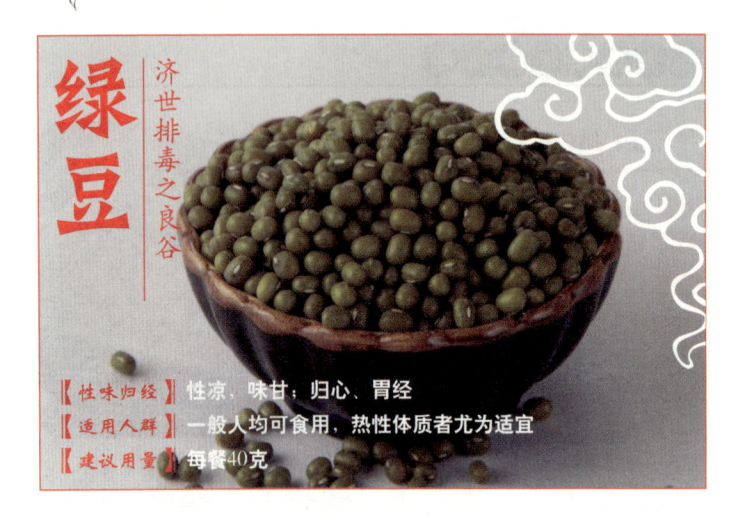

中医认为,绿豆具有清热解毒、利尿、消暑除烦、止渴健胃、利水消肿的功效,可以用于暑热烦渴、湿热泄泻、水肿腹胀等症的食疗,还可以解附子、巴豆的毒性。

现代药理学研究指出,绿豆中含有丰富的蛋白质,生绿豆浸水磨成的生绿豆浆蛋白质含量颇高,内服可保护胃肠黏膜。绿豆蛋白质、鞣质和黄酮类化合物可与有机磷农药、汞、砷、铅化合物结合形成沉淀物,使之减少或失去毒性,不易被胃肠道吸收。高温出汗可使机体因丢失大量的矿物质和维生素而导致内分泌紊乱,绿豆含有丰富的无机盐、维生素,能为人体补充矿物质及维生素。

食材养生红绿灯

◎服药,特别是服温补药时不要吃绿豆及其制品,以免降低药效。
◎绿豆性凉,脾胃虚弱者不宜多吃。
◎绿豆清凉解毒,热性体质及易患疮毒者尤为适宜。

科学选购提升养生功效

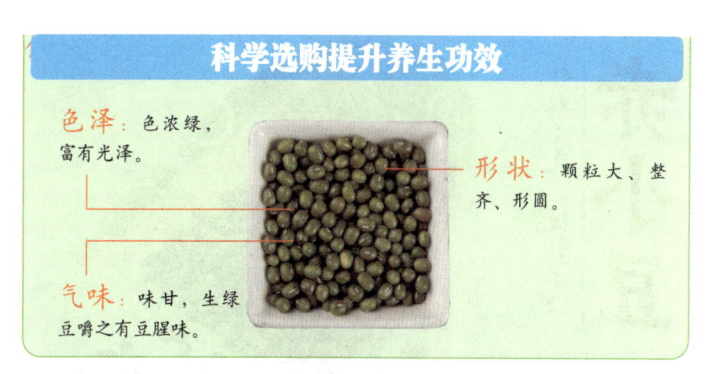

色泽：色浓绿，富有光泽。

形状：颗粒大、整齐、形圆。

气味：味甘，生绿豆嚼之有豆腥味。

药食两用的偏方、便方、验方、单方

清热利尿、解毒除湿 验方

绿豆车前草蜜饮：绿豆50克，车前草30克，蜂蜜适量。将绿豆洗净，车前草洗净，用布包裹，同入锅中，加清水适量煮至绿豆烂熟后，去药包，如入蜂蜜，继续煮5分钟即成。适合暑热烦渴、小便淋涩、尿急疼痛者饮用，对高血压、肾结核也有一定的辅助治疗作用。

养生保健食谱推荐

✦ 薏米绿豆粥

材料 绿豆50克，薏米60克

做法

1. 将绿豆和薏米淘洗干净，一起放入砂锅中加适量清水。
2. 先用大火煮沸，再用小火熬煮，待其软烂成粥后停火。

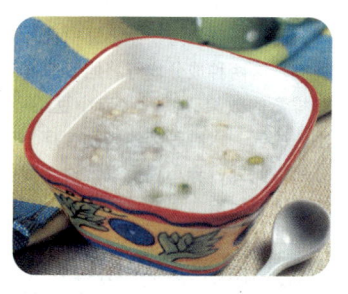

健康小叮咛 此粥有清热利水、消肿减肥的功效，经常服用，可使女性身材曼妙窈窕。对身体水肿、痈肿疮毒、肥胖等症状有一定的防治作用。

赤小豆

补血养气、缓解水肿

【性味归经】性平，味甘、酸；归心、小肠、肾、膀胱经
【适用人群】一般人均可食用
【建议用量】每餐30克

药食两用的营养功效

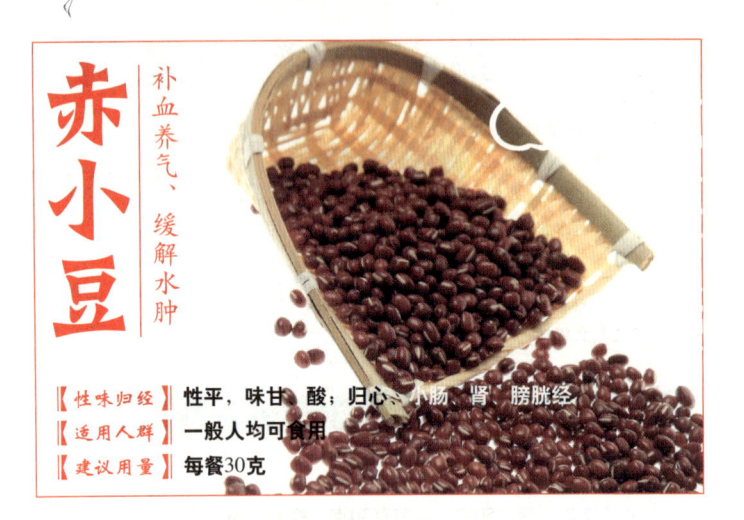

在我国，赤小豆入食历史悠久，是补血佳品，被李时珍称为"心之谷"。中医认为赤小豆有很好的药用价值，除具有祛热毒、散恶血、消胀满、利小便的功效外，还能辅助治疗痈肿脓血、下腹胀满、小便不利等症。赤小豆对于痈疽疮疥及赤肿(丹毒)有消毒功用，特别适合各种水肿患者食用。

现代研究认为，赤小豆中含有大量能改善便秘的膳食纤维及促进利尿的钾。这两种成分均可将胆固醇等对身体不必要的成分排出体外，因此具有排毒的效果。同时，赤小豆还可用于心脏性和肾脏性水肿、肝硬化腹水、脚气、水肿等症的辅助食疗。产妇和乳母宜多吃赤小豆，可促进乳汁分泌。此外，赤小豆提取液对金黄色葡萄球菌、福氏志贺菌属和伤寒杆菌等有抑制作用。

食材养生红绿灯

◎赤小豆有利尿的作用，故尿频患者应少食。
◎被蛇咬伤者2~3个月内忌食。

食物养生搭配宜忌

赤小豆+砂糖=消除疲劳（√）

砂糖有润肺生津、和中益肺、舒缓肝气、滋阴的功效，与赤小豆同食可以起到滋阴补气、养心安神的作用，有助于减轻压力、消除疲劳。

赤小豆+鲫鱼=通乳催奶（√）

鲫鱼通乳的作用显著，再加上赤小豆强大的滋补功效，通乳催奶效果更好，适合产后奶少或无奶的哺乳期女性食用。

赤小豆+胡萝卜叶=缓解更年期综合征（√）

胡萝卜叶是理气止痛的良药，赤小豆则可以解毒消痈、消利湿热，对于更年期综合征引起的燥热、易激动、情绪不稳定等有较好的食疗作用。

赤小豆+鲤鱼=利水作用过强（×）

鲤鱼与赤小豆两者均能利水消肿，用于辅助治疗肾炎性水肿效果非常好，但是两者同煮利水功能太强，不适合非水肿者食用。

赤小豆+羊肚=腹痛腹泻（×）

赤小豆含皂素，会刺激消化道黏膜引起局部充血，这与羊肚益气健胃的作用相反，两者同食会导致腹痛、腹泻等疾病。

食材料理小窍门

◎赤小豆与糖一起下锅煮会导致豆子煮不烂，所以一定要在赤小豆煮烂后再加糖。

◎赤小豆宜与其他谷类食品混合制成豆沙包、豆饭或豆粥。

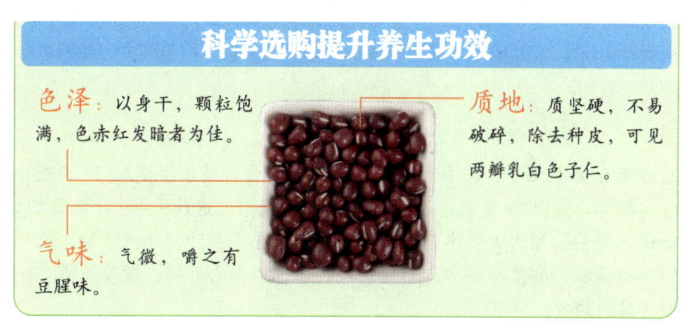

科学选购提升养生功效

色泽：以身干、颗粒饱满，色赤红发暗者为佳。

质地：质坚硬，不易破碎，除去种皮，可见两瓣乳白色子仁。

气味：气微，嚼之有豆腥味。

药食两用的偏方、便方、验方、单方

补气益血 偏方

赤小豆糯米粥：赤小豆15克，糯米30克，一起煮粥，加适量红糖调味，每日1次。

健脾补血 偏方

花生赤小豆汤：花生仁（带衣）、赤小豆、红枣各90克。赤小豆、红枣洗净，与花生仁一起放入砂锅中煮沸，后改用小火熬煮约1小时，每日早、晚服用。

治疗慢性肾盂肾炎 偏方

赤小豆白皮汤：赤小豆60克，桑白皮15克。赤小豆、桑白皮一起放入砂锅中，加适量清水煎煮至豆烂后即可食用，去除桑白皮，吃豆喝汤。每日1次，一周为一疗程。

祛除风寒湿邪 偏方

山药枣仁芝麻粉：山药960克，黑芝麻、赤小豆各360克，鸡内金30克，炒红枣仁480克，柏子仁360克。共研细末，每天早、晚饭前服30克，以开水调为糊状服用。

补铁补血 验方

赤小豆排骨汤：排骨500克，赤小豆150克，陈皮1块，水7碗，盐半匙。陈皮浸软洗净，赤小豆浸洗，排骨斩件。将所有材料放入煲内煮滚，改用小火煲2.5小时，加盐调味，即可饮用。此汤补铁补血，增强体力，特别适合孕产妇食用。

益气养神 验方

莲子百合赤小豆沙：洗净赤小豆、莲子、百合，清水浸泡2小时。煮开水，把赤小豆(和浸豆水)、莲子、百合放入锅中，煮开后用中火煲约2小时，最后再用大火煲半小时左右，直至赤小豆起沙、汤汁适量，就可以加糖调味，甜度根据个人所好调配。本品有清心养神、健脾益肾、护肤养颜的功效。

养生保健食谱推荐

苦瓜赤小豆排骨汤

材料 苦瓜200克,赤小豆、胡萝卜各100克,排骨500克

调料 盐、鸡粉各适量

做法

1. 将苦瓜去籽,洗净,切块;赤小豆洗净,胡萝卜、排骨洗净,剁块。
2. 锅内烧水,水开后放入排骨滚去血污,再捞出洗净。
3. 将苦瓜、赤小豆、排骨、胡萝卜一起放入煲内,加入适量清水,大火滚沸后改中火煲约1小时,放入盐、鸡粉调味。

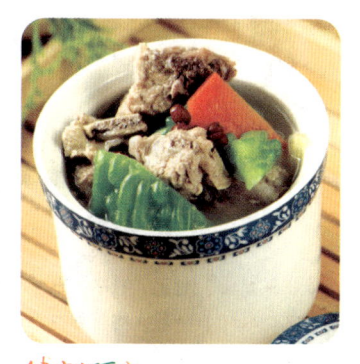

健康小叮咛 煮汤时忌让汤汁大滚大热,因为肉中的蛋白质分子运动激烈会使汤混浊,影响美观,同时也破坏营养成分。

冬瓜赤小豆蘑菇汤

材料 冬瓜500克,赤小豆100克,蘑菇、葱少许

调料 盐1小匙,味精半小匙

做法

1. 冬瓜洗净切块,蘑菇切片,赤小豆洗净浸透,葱切花。
2. 取瓦煲一个,加水煮开,放冬瓜块、蘑菇片、赤小豆用慢火煲1.5小时。
3. 加入盐、味精,撒入葱花即成。

健康小叮咛 到了中年,很多人会渐渐胖起来,其原因多种多样,如缺乏运动、代谢不畅、大吃大喝、营养过剩,形成皮下脂肪堆积。冬瓜和赤小豆是清热利湿、减肥的最佳食物。除了用冬瓜熬汤,民间还会用冬瓜皮熬汤。

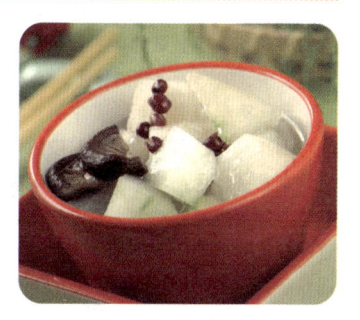

生姜

止呕之圣药

【性味归经】 性温，味辛；归肺、胃、脾经
【适用人群】 一般人均可食用
【建议用量】 每餐10克左右

药食两用的营养功效

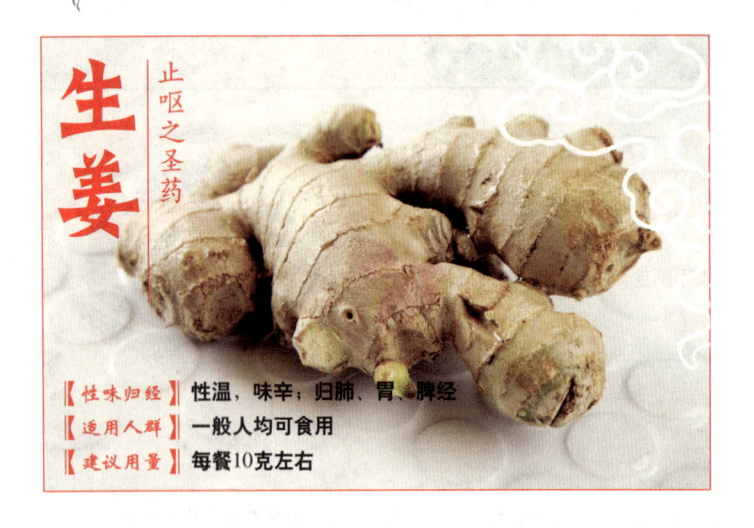

姜既是一种极为重要的调味品，也可作为蔬菜单独食用，还是一味重要的中药材。中医认为，生姜具有发表散寒、温胃止呕、解毒等功效，能起到温中、散寒、止痛的作用。

现代医学研究证明，姜中的挥发油有杀菌作用，若在炒菜时放些姜，既可调味又可杀菌；姜对大脑皮质、心脏、延髓的呼吸中枢和血管运动中枢均有兴奋作用；着凉、感冒时喝姜汤，能起到很好的预防、治疗作用；姜所含的姜辣素能刺激舌头上的味觉神经，刺激胃黏膜上的感受器，并通过神经反射促使胃肠道充血，增强胃肠蠕动，促进消化液的分泌，使消化功能增强，从而起到开胃健脾、促进消化、增进食欲的作用。

食材养生红绿灯

◎姜一次不宜吃过多，以免吸收大量姜辣素，在排泄过程中会刺激肾脏，并产生口干、咽痛、便秘等上火症状。
◎烂姜、冻姜不要吃，因为姜变质后会产生致癌物。

科学选购提升养生功效

色泽：不规则的块茎，呈灰白或黄色。

质地：质脆，折断后有汁液渗出。

气味：气芳香而特殊，味辛辣。

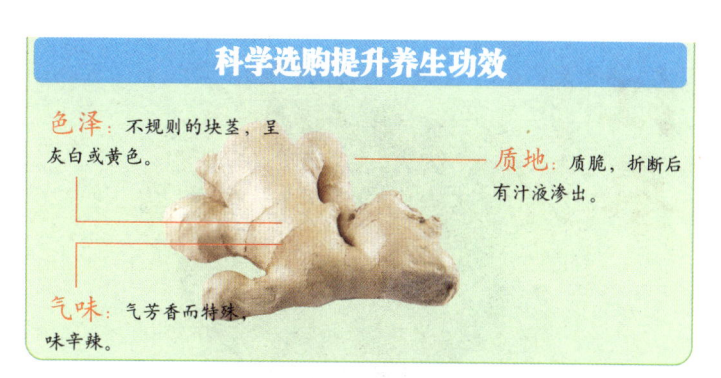

药食两用的偏方、便方、验方、单方

温中散寒 验方

姜茶：姜、茶叶各10克。姜带皮切碎，与茶叶一起加水1大碗共煮，煮至剩半碗汤汁即可。每日1~2次，温饮。此茶具有温中散寒、化湿止痢的功效。

养生保健食谱推荐

★ 红枣姜汤

材料 姜15克，红枣5个，枸杞子少许

调料 冰糖适量

做法

1. 姜洗净，切片；红枣洗净，剖开、去核。
2. 姜片、红枣、枸杞子放入锅中，加适量水以大火煮开，转小火续煮20分钟。
3. 加入冰糖搅拌均匀，煮沸即可。

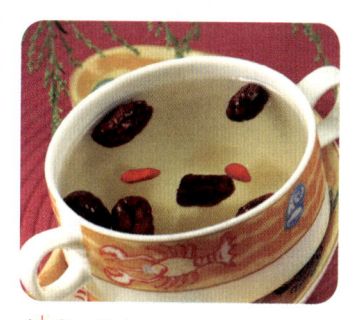

健康小叮咛 此汤能促进血液循环、温肺止咳、预防感冒，特别适合孕妇饮用。

红枣

天然维生素丸

【性味归经】性温,味甘;归脾、胃经
【适用人群】一般人均可食用
【建议用量】每天5颗

药食两用的营养功效

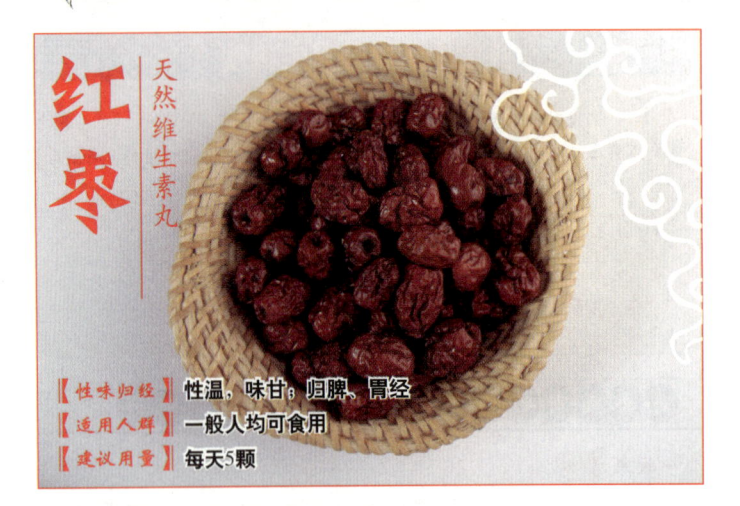

　　中医认为红枣有益气养血、健脾益智的功效,民间有"一天三颗枣,终生不显老"之说。红枣味甘性温,能调百味,既能滋补养血,又能健脾益气、抗疲劳、养神经、保肝脏、抗肿瘤、增强机体免疫力。特别对于贫血虚寒、肠胃病的防治十分有效,长期食用可延年益寿。红枣有很强的抗氧化、抗自由基的功效,有抗衰老、预防癌症的作用。另外,造成胆结石的原因是胆固醇多,而红枣含维生素C较多,能够使胆固醇变成胆汁酸,从而预防胆结石的发生。红枣对心脏也有益处,因为它含有的芦丁是对人体非常有益的物质,可以降低胆固醇、降血压,对高血脂和高血压患者十分有益。

食材养生红绿灯

◎长期食用红枣容易胀气,且会使人发胖,怕胖的人不宜长期服用,一周吃2～3次即可。
◎吃红枣1～2小时后才能吃高蛋白质食品,如海鲜和奶制品等。因为维生素C会使这类食品中的蛋白质凝成块而导致不易吸收。

食物养生搭配宜忌

红枣+桂圆=预防慢性病（√）

红枣中含有维生素及多种对身体大有好处的矿物质，其所含的芦丁能软化血管，降血压，有效预防高血压。如果与含丰富维生素C、蛋白质、葡萄糖及矿物质的桂圆搭配，对于神经衰弱、失眠、倦怠及头晕等症状都有较好的疗效，还能有效预防高血压。

红枣+核桃=美容养颜（√）

核桃仁含有丰富的维生素E，经常食用有润肌肤、乌须发的作用，可以令肌肤滋润光滑，如果能与补血效果良好的红枣同食，就能让女性的皮肤红润且富有弹性。

红枣+蟹肉=寒热病（×）

蟹肉性寒，红枣性温，两者的属性互相冲突，若同食会引起内分泌失调，时间长了还会导致寒热病的出现。

食材料理小窍门

将干的红枣用清水浸泡3小时，然后放入锅中煮沸，待红枣完全泡开发胖时，将其捞起就可轻易剥掉枣皮。

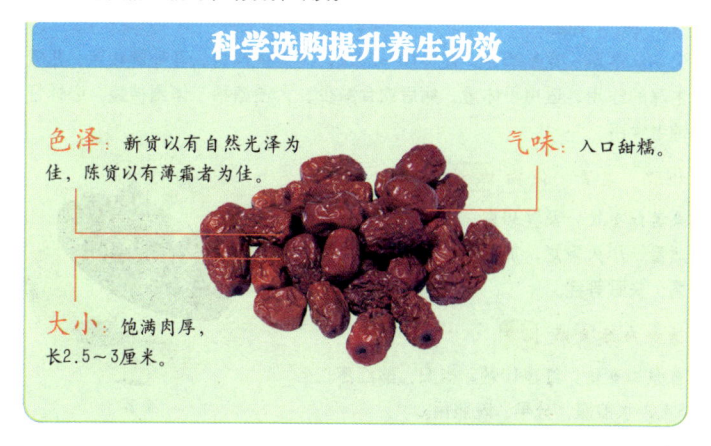

科学选购提升养生功效

色泽：新货以有自然光泽为佳，陈货以有薄霜者为佳。

气味：入口甜糯。

大小：饱满肉厚，长2.5~3厘米。

药食两用的偏方、便方、验方、单方

治疗黄疸型肝炎 [偏方]

红枣茵陈饮：红枣250克，茵陈60克，水煎，喝汤吃红枣，分早、晚服用。

治疗高血脂 [偏方]

红枣山楂酒：红枣、红糖各30克，山楂片300克，米酒1000毫升。红枣、红糖、山楂片入米酒中浸10天，每日摇动1次。每晚睡前取30～60毫升饮服。

治疗心绞痛 [偏方]

杏枣酸梅饮：红枣2颗，酸梅1颗，杏仁7颗。将三味洗净，酸梅、红枣去核，同杏仁一道捣烂。男子用黄酒送服，女子用醋送服。

补血益气 [验方]

红枣牛肝汤：牛肝洗净，切块；红枣去核，洗净；红枣与牛肝、姜片、枸杞子一块放入砂煲内，加适量的清水用大火煮开，再改用小火煲1～2小时，然后加盐、味精。可益气生津，养血安神。适合血虚萎黄、神志不安、心悸怔忡、贫血、体弱者食用。

补脾益气 [验方]

党参红枣茶：党参20克，红枣10～20颗，同煮茶饮用。有补脾和胃、益气生津的作用，适用于体虚、病后饮食减少、大便溏稀、体困神疲、心悸怔忡者食用。

补肝、益肾、健脑 [验方]

桑葚红枣饮：桑葚30克，去核红枣50克，水适量，小火煮烂，加糖适量，适用于神经衰弱、失眠等症。

治疗产后失眠 [验方]

当归二枣饮：红枣10颗，当归、酸红枣仁各5克，水煎服，分早、晚服用。

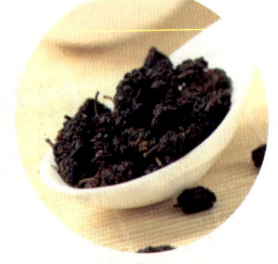

桑葚

养生保健食谱推荐

🍁 乌梅红枣汤

材料 乌梅7颗，红枣5颗

调料 冰糖适量

做法

1. 乌梅用清水洗净；红枣去核，洗净备用。
2. 将乌梅、红枣全部放入锅内，加清水煎煮，煮沸后用冰糖调味。

健康小叮咛 乌梅汁有抗菌作用，可以抗过敏，但不宜多食，多食伤筋骨、蚀脾胃、损牙齿。

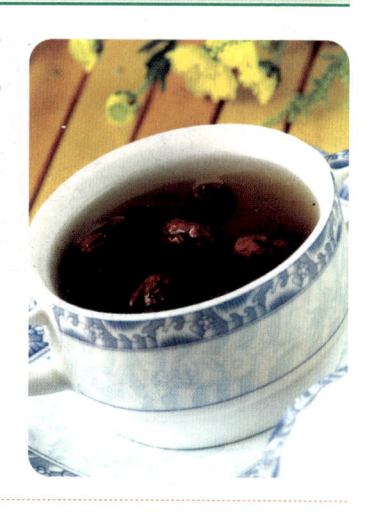

🍁 归枣茶

材料 当归10克，红枣8颗

调料 蜂蜜适量

做法

1. 红枣去核，用水冲洗干净，备用。
2. 当归用水冲洗干净，备用。
3. 将当归、红枣放入砂锅中加水煎煮30分钟。
4. 最后在砂锅中加入蜂蜜。吃红枣饮汁，每日2次。

健康小叮咛 本品可补血、生津止渴、改善气色。适于女性面色苍白或暗黄、心神不宁、失眠、血虚、月经不调时饮用。

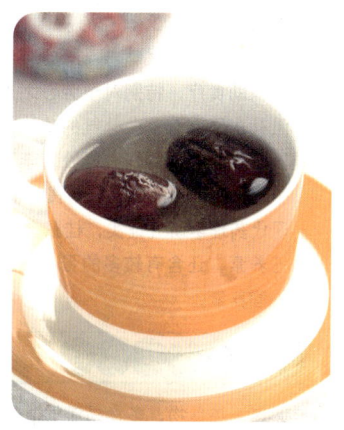

桂圆

养心安神之佳品

【性味归经】性平，味甘；归心、肝、脾、肾经
【适用人群】体弱者、女性最适宜食用
【建议用量】每天5颗

药食两用的营养功效

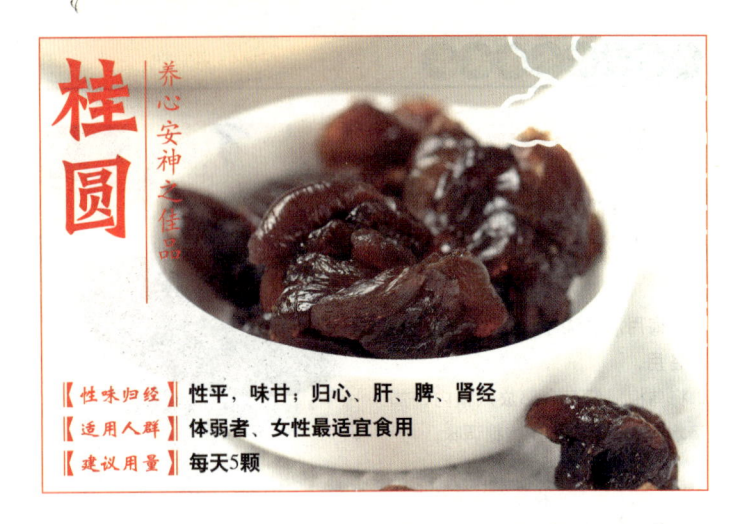

中医认为，桂圆有益心脾、补气血、安神志的功效，可用于虚劳羸弱、心悸怔忡、失眠健忘、脾虚腹泻、产后水肿、精神不振、自汗盗汗等病症的辅助食疗，特别对于劳心之人、耗伤心脾气血者，更为有效。桂圆属于温补水果，有补血补气的功效，体质较弱的人及刚生完孩子的产妇吃点桂圆，对身体恢复很有好处。李时珍对桂圆也倍加推崇，他在《本草纲目》中记载："食品以荔枝为贵，而资益则龙眼为良。"

现代药理学研究证实，桂圆含葡萄糖、蔗糖和维生素A、B族维生素等多种营养素，还含有较多的蛋白质、脂肪和多种矿物质。这些都是人体所必需的营养素。

食材养生红绿灯

◎桂圆属湿热食物，多食易滞气，有上火、发炎症状时不宜食用。
◎桂圆辛温助阳，孕妇食用后易动血、动胎。
◎患有肝炎、糖尿病或甲状腺功能亢进症的患者，都不宜吃桂圆。

科学选购提升养生功效

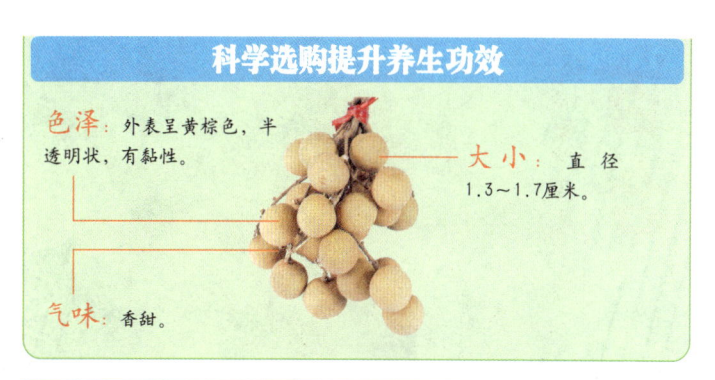

色泽：外表呈黄棕色，半透明状，有黏性。

大小：直径1.3~1.7厘米。

气味：香甜。

药食两用的偏方、便方、验方、单方

养血益脾 验方

西洋参桂圆蜜饮：将西洋参5克，桂圆18克加入适量蜂蜜和水，煮30分钟即成。此蜜饮可补虚益胃、促进血液循环。

养生保健食谱推荐

桂圆枸杞酒

材料 桂圆50克，枸杞子30克，黄酒1000毫升

做法
1. 将桂圆、枸杞子分别洗净。
2. 把桂圆剥皮留肉。
3. 把桂圆和枸杞子晒干，放入干净的酒坛中。
4. 注入黄酒，加盖密封后置于阴凉处。浸泡过程中，需要每日摇荡1~2次，浸泡1周即可饮用。每次饮用10毫升，一日2次。

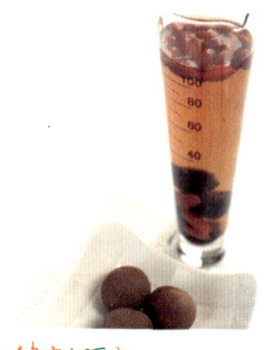

健康小叮咛 本方具有养精益气、滋阴补血、宁心降脂的功效，适宜高血脂、冠心病患者饮用。

百合

治咳嗽不止之要药

【性味归经】性微寒，味甘、微苦；入心、肺、肝经
【适用人群】一般人均可食用
【建议用量】每餐30克

药食两用的营养功效

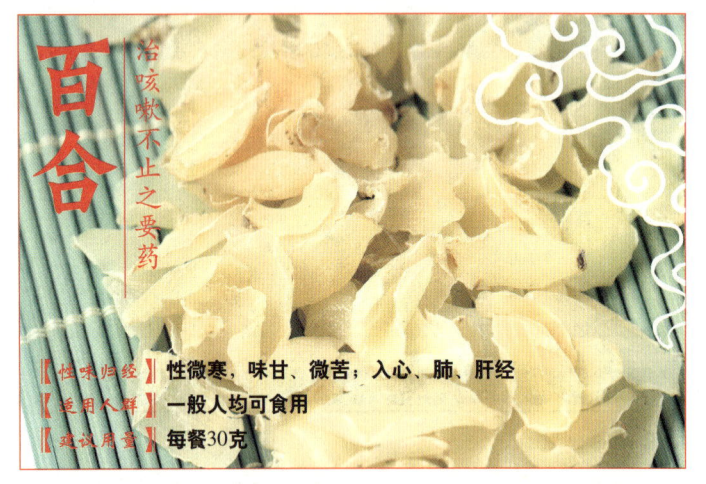

中医认为，百合能清心除烦、宁心安神、清热凉血，可用于热病后余热未消、神思恍惚、失眠多梦、心情抑郁等病症。百合鲜品具有润燥清热作用，也被用来治疗肺燥或肺热咳嗽。

现代药理研究证实，百合营养价值极高，其鳞茎富含蛋白质、糖类、淀粉和矿物质，长期食用可强身壮骨，是我国的特种蔬菜，自古以来就是人们治病的良药。据研究，百合中的百合苷A、百合苷B等植物碱，像人参含有人参皂苷一样，故有"中条参"之称，有抑制癌细胞增生的作用。百合在体内还能促进和增强单核细胞系统的吞噬功能，提高机体的体液免疫能力，因此百合对多种癌症均有一定的预防效果。

食材养生红绿灯

◎百合性寒偏凉，风寒咳嗽、脾胃虚寒者不宜多食。
◎妇女更年期神经官能症、坐卧不安、神经衰弱、心悸怔忡、睡眠不宁、惊悸易醒者宜食。

科学选购提升养生功效

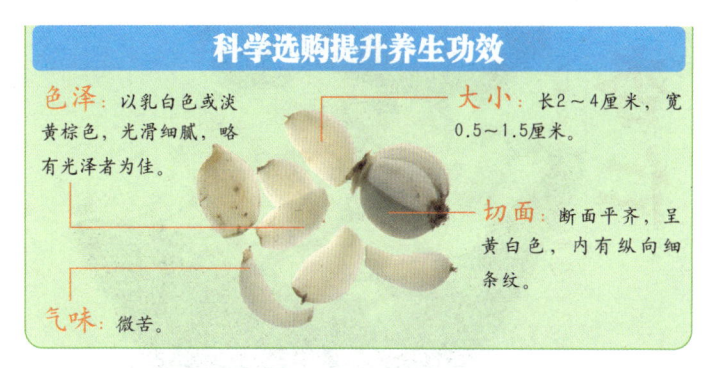

色泽：以乳白色或淡黄棕色，光滑细腻，略有光泽者为佳。

大小：长2~4厘米，宽0.5~1.5厘米。

切面：断面平齐，呈黄白色，内有纵向细条纹。

气味：微苦。

药食两用的偏方、便方、验方、单方

静心安神 验方

百合粳米粥：把百合和粳米一起熬成粥，加冰糖即可食用。经常服用，有补中益气、健脾养胃、清心安神的功效。

养生保健食谱推荐

🍁 西蓝花炒百合

材料 西蓝花300克，百合、胡萝卜、蒜泥各少许

调料 盐、白糖、味精各适量

做法

1.百合洗净；胡萝卜去皮，洗净切片；西蓝花洗净切朵。
2.锅中加水煮沸，加少许白糖，将西蓝花、胡萝卜、百合分别放入沸水中汆烫，捞出沥干水分。
3.油锅烧热，放入蒜泥爆香，倒入西蓝花、胡萝卜、百合快速翻炒至西蓝花八成熟时，加盐、味精炒匀即可。

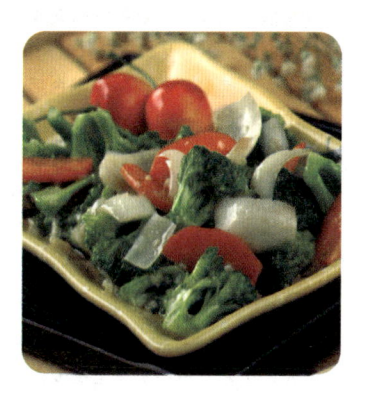

杏仁

女性的天然美容品

【性味归经】性温，味酸，归肺、大肠经
【适用人群】一般人均能食用，尤其适合有呼吸系统问题的人
【建议用量】每次3~5个(约50克)

药食两用的营养功效

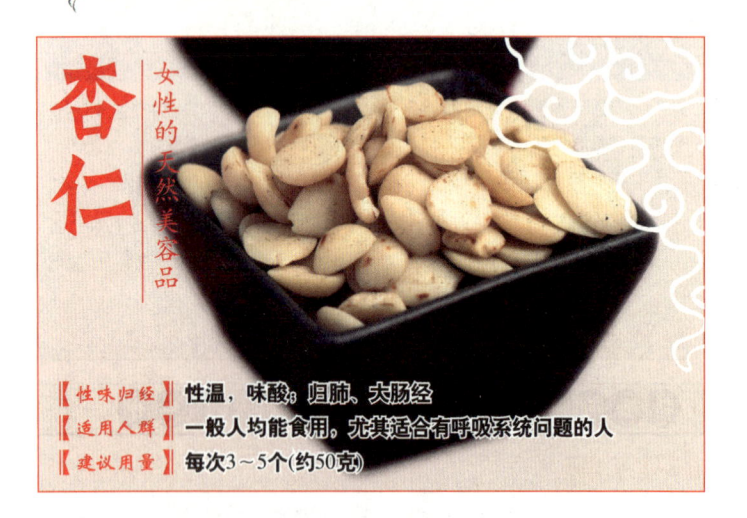

中医认为，杏仁有止咳定喘、生津止渴的功效，可用于胃阴不足、口渴咽干的辅助食疗，对于因伤风感冒引起的多痰、咳嗽气喘、大便燥结等症疗效显著，是小儿咳喘经常服用的药物之一。

医学研究表明，杏仁中蛋白质占比27%、脂肪油为53%、糖类11%，每100克杏仁中含钙14毫克、磷15毫克、铁0.6毫克，此外，杏仁还含有胡萝卜素、抗坏血酸及苦杏仁苷等成分。杏仁还含有丰富的维生素C和多酚类成分，不但能够降低人体内胆固醇的含量，还能显著降低心脏病和很多慢性病的发病危险性。而其富含的维生素E有美容功效，能促进皮肤微循环，使皮肤红润有光泽。

食材养生红绿灯

杏仁虽好吃但不可食之过多。杏仁分为甜、苦两种，苦杏仁的毒性极大，是甜杏仁的20~30倍，成年人吃40~60粒，小儿吃10~20粒，就有可能中毒。

食物养生搭配宜忌

杏仁+羊肉=温补肺气、止咳（√）

中医认为，羊肉性温，是助元阳、补精血、疗肺虚、益劳损、暖中胃的佳品，是一种优良的温补强壮剂。吃羊肉，不仅可以增加人体热量，还能增加消化酶，保护胃壁，修复胃黏膜，帮助脾胃消化，若与润肺、止咳功效显著的杏仁同食，就能起到滋补肺部、止咳化痰的作用。

杏仁+猪肉=腹痛（×）

杏仁中含黄酮类物质，与猪肉同食，会导致猪肉消化不完全，出现腹胀、腹痛等情况。

杏仁+栗子=伤肠胃（×）

杏仁与栗子都是坚果类食物，淀粉和油脂类成分含量很高，如果两者同食，很容易造成消化不良，影响肠胃健康。

食材料理小窍门

苦杏仁含有3%的有毒成分，食用前必须用开水煮或用温水浸泡30分钟左右，然后去皮。接着每隔6个小时换一次水，24小时后就可以去掉苦味和有毒成分，这样的杏仁才可放心食用。

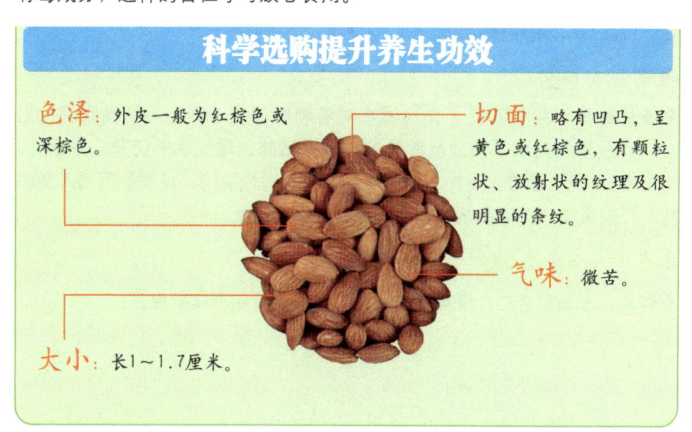

科学选购提升养生功效

色泽：外皮一般为红棕色或深棕色。

切面：略有凹凸，呈黄色或红棕色，有颗粒状、放射状的纹理及很明显的条纹。

气味：微苦。

大小：长1~1.7厘米。

药食两用的偏方、便方、验方、单方

治疗哮喘 [偏方]

双仁蛋清泥：杏仁、桃仁、白胡椒各6克，生糯米10粒，鸡蛋1个。将前四料共研为细末，用鸡蛋清调匀。外敷双脚心和双手。

治疗肺喘咳嗽 [偏方]

双仁蜜丸：杏仁、核桃仁各20克，蜂蜜、姜汤各少许。将杏仁去皮尖，微炒，再将核桃仁去皮，然后共捣烂如泥，加蜂蜜，研为膏状，共做10丸。每晚入睡前服1丸，以姜汤送服。

宣肺化痰、定喘止咳 [偏方]

杏仁粥：苦杏仁10克，大米50克，把苦杏仁去皮、尖，捣成泥，加水200毫升，熬10分钟，去渣取汁；把米放入锅中加水500毫升煮粥，再兑入杏仁汁煮4～5分钟。每日早、晚服用。

补气血、降血压 [偏方]

杏仁三物饮：杏仁、核桃仁、山楂各15克，冰糖10克，牛奶250毫升，杏仁研粉，核桃仁磨成浆，山楂切片，冰糖打碎；把牛奶放入炖锅内，加入杏仁粉、核桃仁浆、山楂片、冰糖，把锅置中火上烧沸，用小火煮20分钟即成。每日1次，当早餐饮用。

润肺止咳 [验方]

桑杏炖猪肺：猪肺50克，先用清水对着肺喉冲洗一下，冲至发胀后放出水，如此重复几次。用油及适量姜葱爆香猪肺，爆至水干捞起。将桑叶2克、杏仁2克、猪肺、姜片、红枣半颗一同倒进炖盅内，待煮好后加入盐调味。可疏风清热、清肝明目、止咳平喘、润肠通便。

治疗小儿脓疱病 [单方]

杏仁末：取适量杏仁，烧炭，研末，加香油调成稀糊状敷患处。

养生保健食谱推荐

杏仁梨糖粥

材料 杏仁10克,梨1只,粳米100克

调料 冰糖适量

做法

1. 将杏仁去皮、去尖;梨去皮、去核,切成大块;粳米淘洗干净;冰糖打碎成屑。
2. 将粳米、杏仁、梨放入锅内,加适量清水,用大火煮沸,再用小火煮35分钟,放入冰糖屑,搅匀即成。

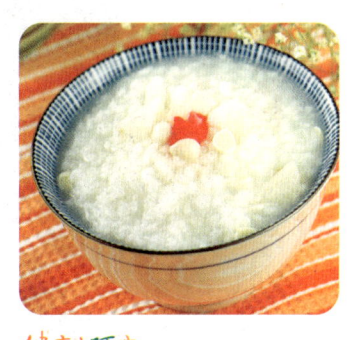

健康小叮咛 此粥具有润肺、止咳的功效,适用于肺心病、咳嗽患者。平时吃生梨时不要喝热水或吃油腻食品,否则可能导致腹泻。

枇杷叶杏仁红枣汤

材料 红枣10颗,枇杷叶、杏仁、桔梗各15克

调料 冰糖少许

做法

1. 将枇杷叶、红枣、杏仁、桔梗分别清水中洗干净;红枣切小块,备用。
2. 把枇杷叶放入干净、透气的布包内,与红枣块、杏仁、桔梗一同放入锅中,加入3碗清水,大火煮开后,改小火慢煲。
3. 锅内水剩一半时,放入冰糖,待糖溶化后起锅。

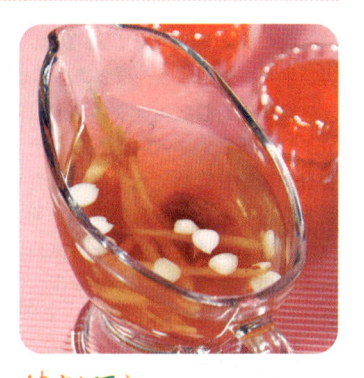

健康小叮咛 将枇杷叶、杏仁与红枣搭配煲汤,既能祛除枇杷叶的苦味,又能起到化痰止咳、抑菌平喘的作用。但是,胃寒呕吐及肺感风寒咳嗽者禁止服用此汤。

昆布 含碘丰富的长寿菜

【性味归经】性寒,味咸;归肺经
【适用人群】一般人均可食用
【建议用量】每餐15~20克为宜

药食两用的营养功效

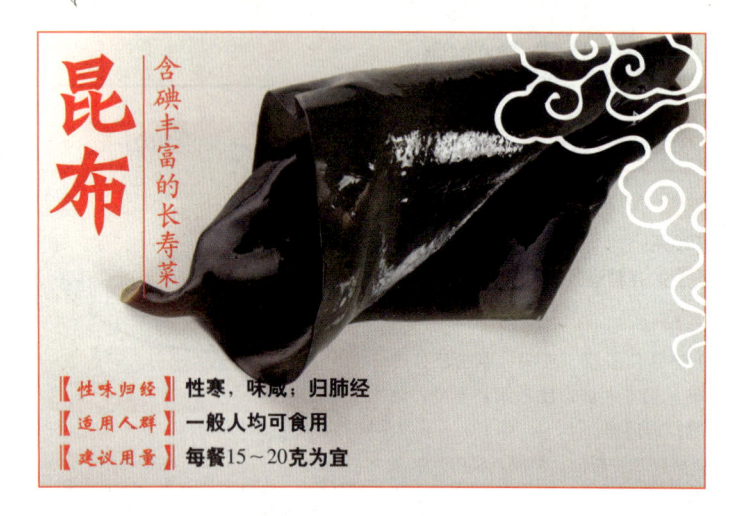

昆布又叫作海带,属海藻类。中医认为,昆布具有软坚、散结、消炎、平喘、通行利水、祛脂降压等功效,并对硅肺病有较好的食疗作用。

昆布中的胶质能促使体内的放射性物质随同大便排出体外,从而减少放射性物质在人体内的积聚,从而降低放射性疾病的发生概率。昆布中还含有大量的甘露醇,而甘露醇具有利尿消肿的作用,可防治肾功能衰竭、老年性水肿、药物中毒等病症;同时,甘露醇与碘、钾、烟酸等元素协同作用,对防治动脉粥样硬化、高血压、慢性气管炎、慢性肝炎、贫血、水肿等疾病,都有较好的食疗效果。昆布中还含有优质蛋白质和不饱和脂肪酸,对人体健康非常有益。

食材养生红绿灯

◎脾胃虚寒者慎食。
◎缺碘、甲状腺肿大、高血压、高血脂、冠心病、糖尿病、贫血及头发稀疏者宜食用昆布。

食物养生搭配宜忌

昆布+虾皮=降血脂（√）

昆布和虾皮是高钙海产品,每天吃30克,就可以补钙,另外,昆布和虾皮都是低脂肪的食物,常食还可以降低血脂,预防动脉粥样硬化。

昆布+柿子=消化不良（×）

和鞣酸含量多的柿子一起食用,昆布中的钙离子就会与柿子中的鞣酸结合,生成不溶性的结合物,影响某些营养成分的消化吸收,导致胃肠道不适,所以昆布不宜与柿子一起食用。

昆布+菠菜=影响钙的吸收（×）

因菠菜中含有的草酸比较多,昆布中含钙比较多,当钙与草酸相遇就会结合成草酸钙被排出体外,从而影响人体对钙的吸收。

食材料理小窍门

◎食用前,应当先洗净之后再浸泡,然后将浸泡的水和昆布一起下锅做汤食用,避免溶于水中的有效物质,如甘露醇和某些维生素流失被浪费。

◎为保证昆布鲜嫩可口,用清水煮约15分钟,时间不宜过久。

◎食用昆布前,应先用净水浸泡2~3小时,中间换2次水,以免有害物质附着在昆布上,给人体健康造成伤害。

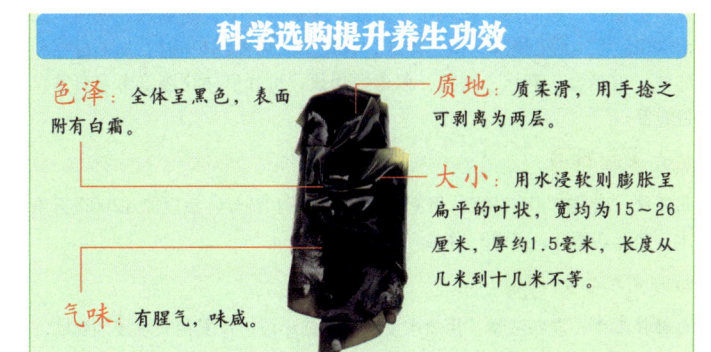

科学选购提升养生功效

色泽：全体呈黑色,表面附有白霜。

质地：质柔滑,用手捻之可剥离为两层。

大小：用水浸软则膨胀呈扁平的叶状,宽均为15~26厘米,厚约1.5毫米,长度从几米到十几米不等。

气味：有腥气,味咸。

药食两用的偏方、便方、验方、单方

治疗疥疮 偏方

昆布汁：昆布50~100克。先洗去昆布上的盐和杂质，用温开水泡3小时，捞去昆布留汁，加温水洗浴。

治疗慢性咽炎 偏方

白糖拌昆布：水发昆布500克，白糖250克。将昆布洗净，切丝，放锅内加水煮熟，捞出，拌入白糖腌渍一日后食用。每次服50克，每日2次。

治疗皮肤瘙痒 偏方

绿豆昆布汤：昆布、绿豆、白糖各适量。将昆布洗净切碎，与绿豆、白糖一起煮汤服食。每日1剂，共用6~10剂。

清肝明目 验方

草决明昆布汤：昆布20克，草决明10克。昆布洗净切丝，草决明洗净去杂。将它们加清水2碗，煎至1碗即成。此汤具有清肝、明目、化痰的功效，可辅助治疗高血压、眼结膜炎。

活血利水 验方

昆布炖黑豆：黑豆洗净，去杂质；瘦猪肉洗净，切小块；昆布洗净，切丝；姜切片，葱切段。把昆布、黑豆、瘦猪肉、姜、葱放入炖锅内，加水600毫升。大火烧沸，撇去浮沫，再用小火炖煮约1小时，加入盐拌匀即成。有活血、利水、祛风、解毒的功效，可作肝硬化腹水患者日常保健食品。

治疗鼻衄 单方

昆布汁：取昆布30~50克，用冷水浸泡洗净后切细丝，然后加入200毫升清水，煎至10毫升，每日3~4次，连服3~7日。

治疗支气管炎 单方

白糖拌昆布：昆布适量，用清水浸泡后切成小段，反复用开水浸泡数次，每次半分钟，然后用白糖拌匀后食用，早、晚各1次，连服7天。

27种药食两用的必吃食物

养生保健食谱推荐

✱ 黑木耳炒昆布

材料 昆布、水发黑木耳各200克，胡萝卜50克，生姜、葱各适量

调料 盐、味精各少许，鸡汤150克，料酒1小匙

做法

1. 昆布、黑木耳洗净，切丝；胡萝卜洗净，切丝；生姜、葱切丝。
2. 锅内加水烧开，放入姜丝、黑木耳丝、昆布丝汆烫片刻，捞起。
3. 另起油锅烧热，放入姜丝稍爆，放入黑木耳丝、昆布丝、胡萝卜丝，加入剩余的调料，撒上葱丝。

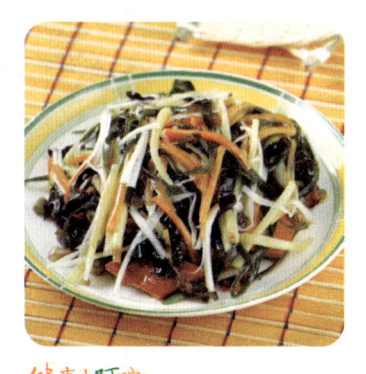

健康小叮咛 要让昆布可口，可以先将成团的昆布打开，放在笼屉上蒸30分钟左右，再用清水泡一夜，然后进行烹调，这样炒出来的昆布又脆又嫩，口感相当不错哟！

✱ 凉拌昆布丝

材料 水发昆布500克，葱蒜末各适量

调料 酱油、白糖、芝麻酱、花椒油、熟芝麻、香油各适量

做法

1. 昆布洗净，放入沸水锅中汆烫至熟，取出晾凉后，切成细丝，装入盘中。
2. 将芝麻酱放入碗内，先加入酱油调成稀糊状，再放入白糖、花椒油拌匀，最后放入葱蒜末、熟芝麻、香油调拌成味汁，浇在昆布上即可。

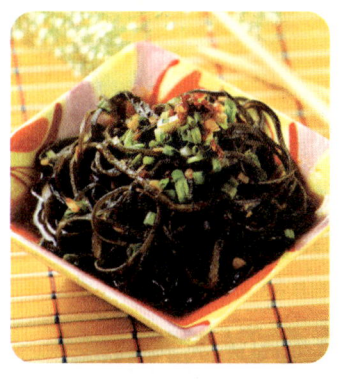

37

莲子

养心安神之要药

【性味归经】性平,味甘、涩;归脾、肾、心经
【适用人群】一般人均可食用,中老年人、体虚者最该食用
【建议用量】莲子每次30～50克,莲心每次2克

药食两用的营养功效

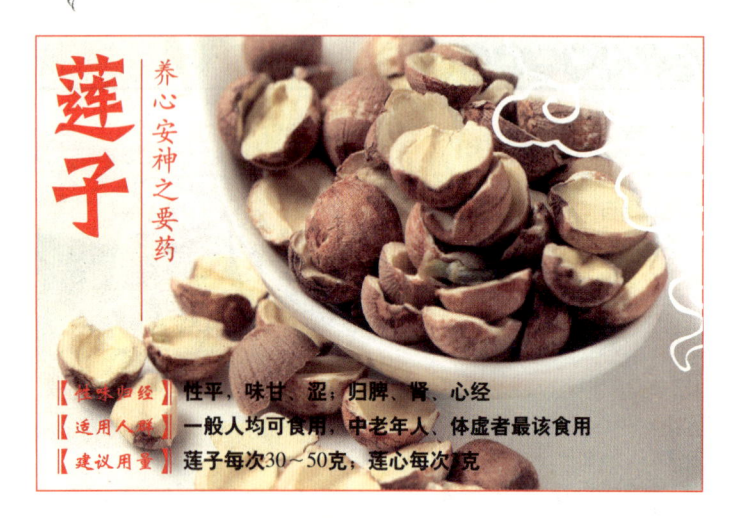

中医认为,莲子具有补益脾胃、止泻、养心安神、补肾固涩等功效,可以治疗脾虚泄泻、心悸不安、失眠、夜寐多梦等病症。莲子除作为珍贵的滋补食品外,还是一副妙药。

现代药理研究证实,莲子中的莲心碱有平抑性欲的作用,对于青年人梦多,遗精频繁或滑精者,服食莲子有良好的止遗涩精作用。它还含有丰富的蛋白质、脂肪和糖类,是营养丰富的滋补食品;它的磷含量特别丰富,磷除了是构成牙齿、骨骼的成分,还可以帮助机体进行蛋白质、脂肪、糖类的代谢和维持酸碱平衡;而它的钾元素含量位居所有动植物食品前列,丰富的钾元素不但对维持肌肉的兴奋性、平衡心跳规律和促进各种代谢有重要作用,而且有利尿作用,对心悸、失眠等症有一定的辅助疗效。

食材养生红绿灯

◎变黄发霉的莲子不要食用。
◎莲子是滋补之品,便秘和脘腹胀闷者忌食。

食物养生搭配宜忌

莲子+红薯=美容（√）

熟红薯比生红薯的膳食纤维含量高40%左右，能有效刺激肠道的蠕动，促进排便；莲子心则有很好的去火功效，不但有助于睡眠，还能润肠，两者同食，就可以调节女性的五脏六腑，让女性从内到外散发美丽光彩。

莲子+南瓜=滋阴益气（√）

南瓜性温，具有很好的补中益气、强身健体功效，与气味芳香、滋阴补虚功效显著的莲子同食，可以起到滋阴益气的作用。

莲子+猪肚（白茄枝烧火）=有剧毒（×）

猪肚与莲子一起烹调，再用白茄枝生火，会造成剧毒，食用后会严重地威胁生命安全，所以两者不能同食。

食材料理小窍门

泡发莲子时，先用冷水浸泡片刻，然后去掉莲子心，因为莲心涩苦，烹调时会破坏菜的风味。另外还需剥去莲子表面的薄膜，再用冷水浸泡，这样莲子才不会显得质地坚硬。

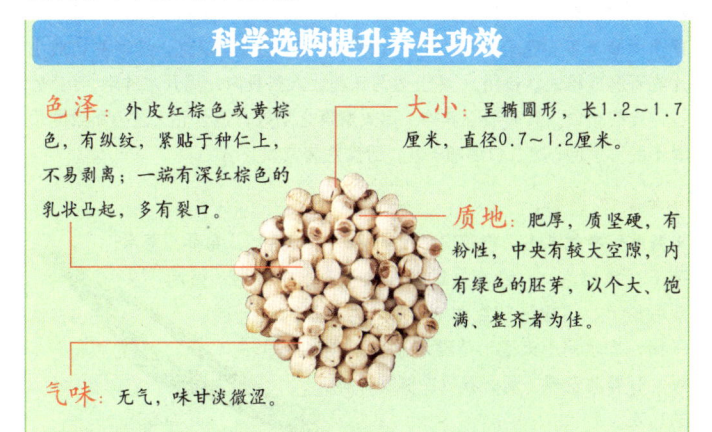

科学选购提升养生功效

色泽：外皮红棕色或黄棕色，有纵纹，紧贴于种仁上，不易剥离；一端有深红棕色的乳状凸起，多有裂口。

大小：呈椭圆形，长1.2~1.7厘米，直径0.7~1.2厘米。

质地：肥厚，质坚硬，有粉性，中央有较大空隙，内有绿色的胚芽，以个大、饱满、整齐者为佳。

气味：无气，味甘淡微涩。

药食两用的偏方、便方、验方、单方

治疗脾虚久泻 偏方

莲子锅巴粥：莲子、锅巴、白糖各120克，把焦锅巴与莲子共研细末，与白糖和匀，装入瓶中。饭后1小时用开水冲服20克，每日3次。

治疗神经衰弱 偏方

莲子百合肉粥：莲子、百合30克，瘦猪肉250克，把三味放入锅中，然后加水煮汤至肉熟。每日1次，连服数日。

治疗肺结核 偏方

莲子小麦饮：莲子25克，绿茶1克，浮小麦200克，红枣30克，生甘草10克。将莲子、浮小麦、红枣、生甘草放入砂锅内，加水，先煎至浮小麦熟后，加入绿茶。每日服1剂，分3～4次服。

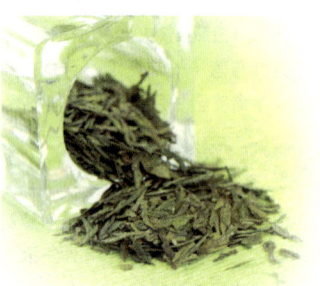

绿茶

清心解毒 验方

莲子心甘草茶：莲心3克，用开水洗净备用；生甘草3克，洗净并切成小片或研磨成粉末状备用。将上述两味药放入茶具内，用开水冲泡，闷5分钟，代茶频饮。具有清心养神、泻火解毒之功效，适合心火过盛所致的烦躁不眠、手足心热、口渴咽干及口舌糜烂者常饮。

养血安神 验方

山药参红枣糯米粥：将鸡皮糙山药（15～30克）、党参、薏米、莲子（各15克）、红枣（10颗）放在凉水中浸泡，待泡涨后捞出，将糯米50克淘洗干净，与所有食材一同下锅，加水用小火煮，待糯米煮烂，去党参即可。有养血安神、清心养气、健脾补肺的功效。

党参

养生保健食谱推荐

❋ 莲子百合瘦肉汤

材料 莲子50克，鲜百合100克，瘦猪肉250克，生姜、葱各适量

调料 料酒、盐、味精各适量

做法

1. 莲子去心，洗净；百合洗净，掰开。
2. 瘦猪肉洗净，切块。
3. 将莲子、百合、生姜、肉块一并放入瓦煲中，加入适量的清水，再加入料酒，大火烧沸后，改用小火慢煲，2小时后，放味精、盐，撒上葱花。

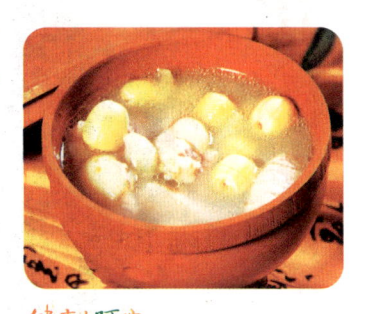

健康小叮咛 本汤品中的莲子、百合既是药物又是食物，中医将其归为滋补药类，前者能调补脾肾，后者可润肺宁心，能治虚热、调节神经功能，是女性保健、防治带下的上好食材。

❋ 莲子红枣猪血汤

材料 猪血100克，红枣70克，莲子60克，枸杞子适量

调料 白糖1小匙，盐少许

做法

1. 猪血洗净，切块，汆烫后捞出备用；红枣洗净，去核；莲子去心，洗净；枸杞子洗净。
2. 将红枣、莲子一同入锅中，加适量水以小火煮25分钟，放入猪血、枸杞子、白糖、盐再煮3~5分钟。

健康小叮咛 若用蜂蜜代替白糖，此汤的养生效果会更好，有滋阴润肺的作用，但要等汤晾凉一些再加入，否则高温将破坏蜂蜜所含的营养。红枣、莲子和枸杞子在超市干货的货架上，一般都很容易找到。

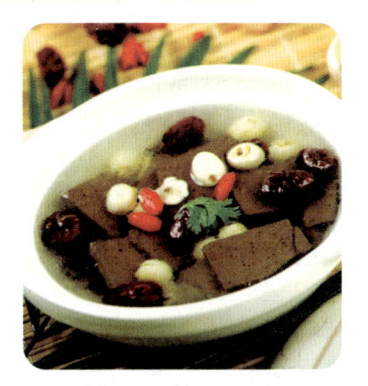

花椒 —— 祛除风寒的常用调料

【性味归经】性温，味辛，归脾、胃、肾经

【适用人群】一般人均能食用

【建议用量】每餐3～5克

药食两用的营养功效

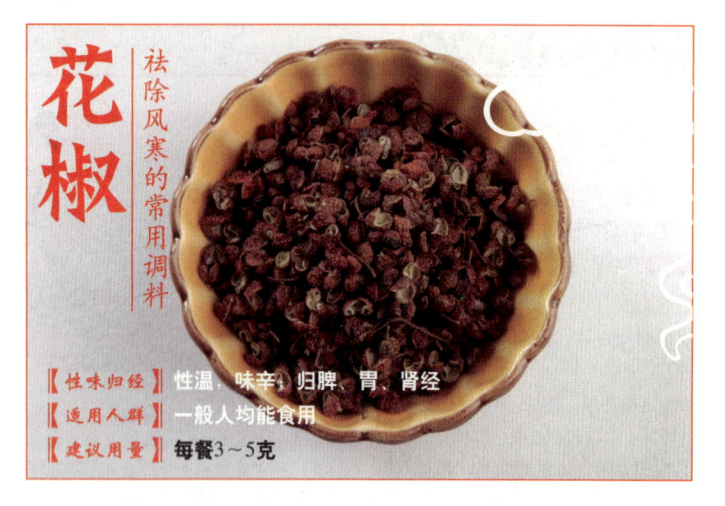

中医认为，花椒具有健胃、温中散寒、除湿止痛、杀虫解毒、止痒解腥的功效，可以用于呕吐、风寒湿痹、齿痛等症的辅助食疗。李时珍在《本草纲目》中指出："花椒坚齿、乌发、明目，久服，好颜色，耐老、增年、健神。"

花椒的营养价值非常高，含有蛋白质、脂肪、糖类、钙、磷、铁等。由于它含有挥发油，所以能闻到芳香气味，也正因如此，它可以消除各种肉类的腥臊臭气，改变口感，能促进唾液分泌，增加食欲。日本医学研究发现，花椒能使血管扩张，从而起到降低血压的作用。饮花椒水能驱除寄生虫。

食材养生红绿灯

◎花椒是热性香料，多食容易消耗肠道水分造成便秘，故孕妇及阴虚火旺者应忌食。

◎花椒不能与杨梅、蜜糖一起食用，否则容易导致气壅胸闷。

科学选购提升养生功效

色泽：内皮光滑，淡黄色，有时可见残留的黑色种子，以鲜红、光艳、皮细、均匀、无杂质者为佳。

气味：有特殊的香气，味麻辣而持久。

药食两用的偏方、便方、验方、单方

治踝关节扭伤 偏方

葱白花椒泥：花椒12克，鲜葱白60克，冰片少许。葱白洗净，捣成泥状；花椒、冰片共研细末，再加入葱白泥调均匀，然后外敷在患处，每日换药1次。

养生保健食谱推荐

✱ 麻辣油麦菜

材料 油麦菜400克，花椒数粒，干红辣椒丝适量

调料 盐适量，味精、料酒各少许

做法

1. 油麦菜洗净，切段。
2. 锅内放油烧热，放花椒、干红辣椒丝炒香，再放入油麦菜，加料酒、盐、味精炒熟。

健康小叮咛 有些人喜欢花椒味，但又怕"中奖"，此时，可以先把花椒放在油里炸成黑褐色，然后捞起不要，再炒菜就有花椒的香味了。当然也有人喜欢吃炸焦了的花椒，也就不必多此一举了！

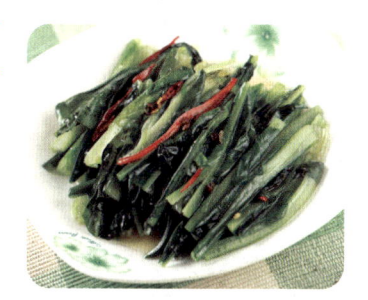

芝麻

补血养发 食疗佳品

【性味归经】 性平，味甘；归肝、肾、肺经
【适用人群】 一般人均可食用
【建议用量】 每天10～20克

药食两用的营养功效

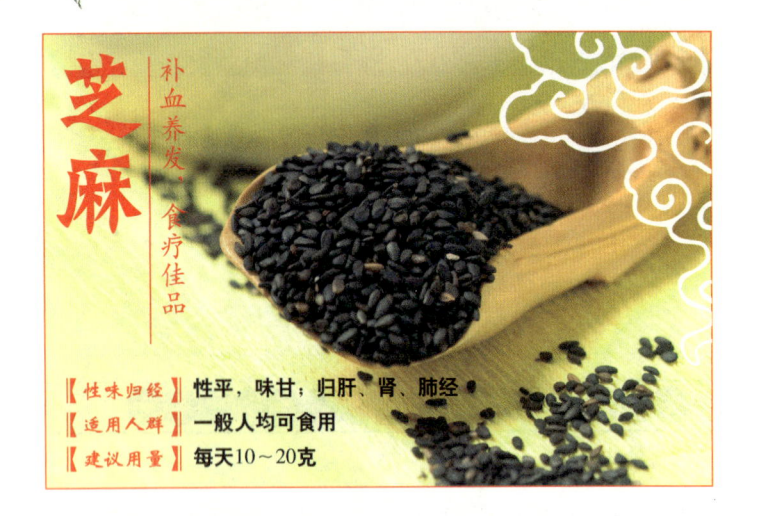

中医认为，芝麻具有润肠通便、补肺益气、助脾长肌、通血脉、润肌肤的功效，可用于大小便不通、妇人乳闭、小儿透发麻疹、老人或体虚者大便干结等症的辅助食疗。

现代医学指出，芝麻含有丰富的营养物质，如油酸、棕榈酸、硬脂酸、甾醇、卵磷脂、维生素A、B族维生素、维生素E等，因而在延缓衰老及美容方面有极大的作用，常吃可使皮肤保持柔嫩、细致和光滑。此外，芝麻所含的脂肪中，大部分为不饱和脂肪酸，这对老年人有重要意义，因此古人有服芝麻能"延年"之说。

食材养生红绿灯

◎患有慢性肠炎、便溏腹泻者忌食。
◎熟芝麻属性比较燥热，食后易引起牙疼、口疮、出血等症，须慎食。
◎适宜肝肾不足所致的眩晕、眼花、视物不清、腰酸腿软、耳鸣耳聋、发枯发落、头发早白之人食用。

科学选购提升养生功效

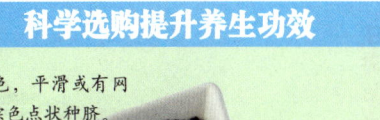

色泽：表面黑色，平滑或有网状皱纹，前端有棕色点状种脐。

大小：扁卵圆形，长约3毫米，宽约2毫米。

气味：微甘，有油香气。

药食两用的偏方、便方、验方、单方

乌发防脱发 验方

芝麻首乌枸杞子丸：黑芝麻、何首乌、枸杞子各等份，共研末，加蜂蜜做成蜜丸，每丸10克重。用于治疗肝肾不足所致的头发早白、脱落，同时还能有效抗衰老。

养生保健食谱推荐

芝麻小米粥

材料 黑芝麻粉1大匙，小米1杯

调料 冰糖适量

做法

1. 小米洗净，用清水浸泡1小时，捞出，沥干。
2. 锅中加3~4杯水煮粥，先用大火煮开后，转小火慢煮至小米呈花糜状，即可加冰糖调味。
3. 趁热食用，食用前加入黑芝麻粉拌匀。

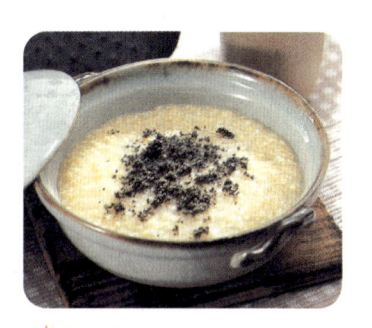

健康小叮咛 小米与粳米一起食用可以提高其营养价值，发挥"互补作用"。

蜂蜜

日常保健之佳品

【性味归经】性平，味甘；归脾、肺、大肠经
【适用人群】一般人都适合，更适宜老人和小孩食用
【建议用量】每天20克

药食两用的营养功效

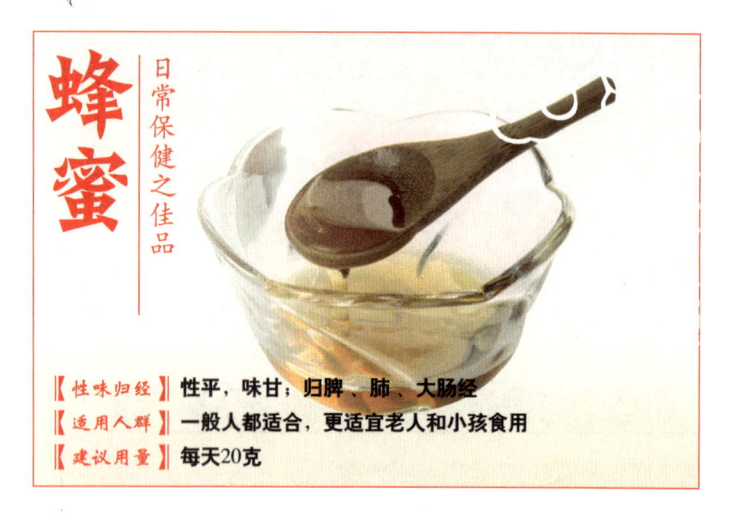

蜂蜜能促进心脏和血管功能，因此适合心血管病患者长期服用，对治疗有一定的辅助功效。它对肝脏有保护作用，能促使肝细胞再生，对脂肪肝的形成有一定的抑制作用。它还具有杀菌作用，经常食用，不仅对牙齿无害，还能在口腔内起到杀菌消毒的作用。蜂蜜对缓解失眠也具有一定的效果，睡前口服一汤匙，可更快进入睡眠状态。便秘者长期服用蜂蜜，可润肠通便。食用蜂蜜能迅速补充体力，解除疲劳，增强对疾病的抵抗力。而将其敷于皮肤伤口上时，细菌无法生长，能帮助治疗中度的皮肤伤害，特别是烫伤。

食材养生红绿灯

◎夏、秋季节不宜食生蜂蜜。
◎婴儿不可食用蜂蜜，以免因肠胃稚嫩发生蜂蜜中毒。
◎蜂蜜应以温水冲饮，开水冲容易破坏蜂蜜中的营养成分。
◎蜂蜜中糖分过高，热量也高，肥胖、糖尿病、高血脂患者不宜食用。

科学选购提升养生功效

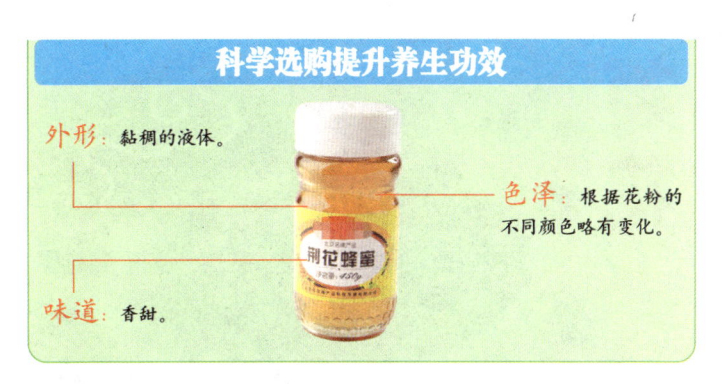

外形：黏稠的液体。

色泽：根据花粉的不同颜色略有变化。

味道：香甜。

药食两用的偏方、便方、验方、单方

治疗感冒 [验方]

蜂蜜柠檬汁：蜂蜜100克，柠檬1个榨汁，调匀。可频饮至病愈。

治疗胃及十二指肠溃疡 [单方]

蜂蜜饮：蜂蜜100毫升，蒸后空腹服用，每日3次。

养生保健食谱推荐

★ 女贞子蜂蜜饮

材料 女贞子20克，蜂蜜30克

做法

先将女贞子放入锅中，加水适量，小火煎煮30分钟，去渣取汁，加入蜂蜜。

健康小叮咛 中医将女贞子视为可药可食的养阴佳品。它有滋补肝肾、软化血管的作用。本方甘凉清补，性质平和，长期服用无副作用，搭配蜂蜜食用，滋补效果更佳。

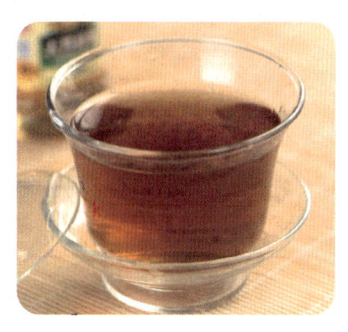

菊花 —— 治咽痛的良药

性味归经	性微寒，味苦、辛；归肺、肝经
适用人群	一般人均可食用
建议用量	煎汤，每次10~15克

药食两用的营养功效

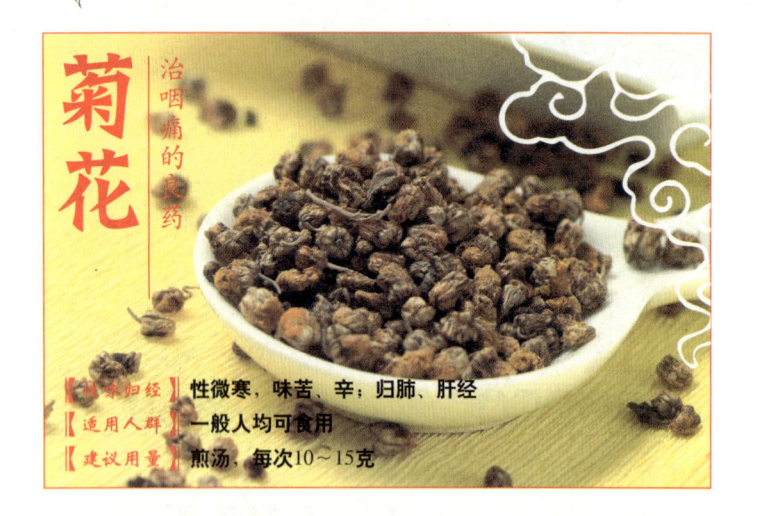

中医认为，菊花可疏风清热、解毒消肿。可用于风热感冒、咽喉肿痛、目赤风痛、风火头痛、鼻炎、支气管炎等症。

现代药理研究证明，菊花能增强毛细血管的抗病能力，并能抑制毛细血管的通透性而发挥抗炎作用。菊花还能扩张冠状动脉，增加冠状动脉的血流量，提高心肌耗氧量等，可以预防高血压和冠心病等。菊花不仅可制成清热解暑的饮料，而且有良好的镇静作用。经常食用能使人肢体轻松、醒脑提神。菊花的主要成分有挥发油、腺嘌呤、胆碱、水苏碱、菊苷及黄酮类化合物，对金黄色葡萄球菌、溶血性链球菌、志贺菌、伤寒杆菌等均有抑制作用。此外，菊花中还含有丰富的维生素、氨基酸、微量元素等。杭白菊中维生素E含量较高，还能为人体提供必需的营养成分。

食材养生红绿灯

◎凡阳虚或头痛恶寒者不宜食用菊花。
◎菊花性凉，气虚胃寒、食少泄泻者应慎服。

食物养生搭配宜忌

菊花+枸杞子=治疗各种眼疾（√）

菊花具有清热、明目、解毒的功效，而枸杞子也有益肝明目的功效。所以菊花和枸杞子一起饮用能预防和治疗各种眼病，对糖尿病、高血压、冠心病也有一定的预防和辅助治疗作用，最适宜老年人饮用。

菊花+鸡肉=中毒（×）

两者同时食用会引起中毒，严重的可能会导致死亡。

食材料理小窍门

人们经常用菊花泡茶喝或是用来煮粥，两种用途的处理方法基本相同。用菊花泡茶喝的时候可以先把干菊花用清水冲洗干净后捞出稍晾一会儿，这样泡出来的菊花茶就会又干净又好喝了。

在加工鲜菊花时要注意，要立即进行整理，剔除其中的碎石片、草渣等杂物，然后用清水冲洗干净，放在通风处晾干，然后上笼蒸干。

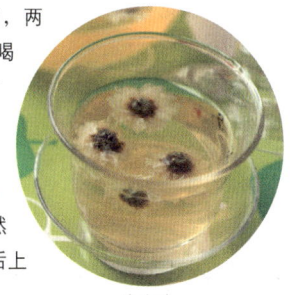

菊花茶

科学选购提升养生功效

形状：呈扁平花瓣状，中心由多数管状花聚合而成，基部有总苞，系由3～4层苞片组成。

色泽：淡黄色，鲜品颜色更鲜艳一些。

气味：清香，味淡微苦。

药食两用的偏方、便方、验方、单方

治疗高血压 便方
黄菊花桑叶汁：黄菊花10克，经霜桑叶30克。2味洗净入砂锅，加水适量，小火煎煮，去渣取汁。每日2次。

清热解毒 便方
豆腐双花汤：豆腐煲汤，加金银花、菊花各30克，稍煮，加盐。适用于急性扁桃体炎患者。

治疗眩晕 验方
菊花煎：菊花、山楂、酸梅、白糖各15克。前三味水煎，把白糖放在药液中服用。

治疗皮肤瘙痒 验方
豆腐菊花汁：野菊花9克，蒲公英15克，水煎，过滤留汁，加入豆腐及调味品，煮沸，用适量淀粉勾芡。适用于湿疹、皮肤瘙痒等症。

治疗中风口眼歪斜 验方
菊花乌粉：菊花、川乌、草乌、羌活、黄芩各等份。5味共研细末，用棉花包裹，塞在鼻孔内，向左歪塞右鼻孔，向右歪塞左鼻孔。48小时换1次。

解热毒，祛痰浊 验方
白蛇草野菊花茶：野菊花24克，白花蛇舌草15克，生甘草9克，水煎或沸水冲泡，代茶饮。可频饮。

治疗冠心病 单方
菊花饮：菊花30克，加清水200毫升煎为100毫升，每日分2次服，2个月为一个疗程。

治疗寻常疣 单方
菊花酒：将30克菊花放入100毫升30度的白酒中，浸3日后去渣，浸出液可加适量开水、白糖炖服，每日1次，连续服3日为一个疗程。

养生保健食谱推荐

菊花鱼片粥

材料 菊花4朵，大米1杯，新鲜鱼片200克

调料 盐2小匙

做法

1. 大米洗净，加水以大火煮沸，转小火煮至米粒软透。
2. 鱼片洗净，加入粥中，转中火再煮沸一次，加入菊花、盐调味即成。

健康小叮咛 菊花具有一种独特的芳香气味，与鲜美的鱼片搭配在一起，使养生粥品独有一种鲜美滋味。这道菊花鱼片粥含有蛋白质、脂肪酸、挥发油等成分，具有清热解毒、预防中暑和风热感冒的功效。此外，高血压、冠心病及动脉粥样硬化患者也可常食此粥。

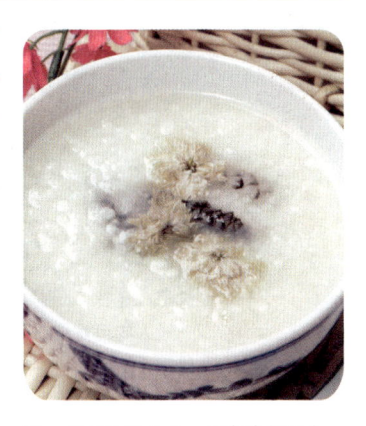

菊花红枣粥

材料 菊花4朵，红枣10颗，粳米半杯

调料 红糖少许

做法

1. 红枣去核，洗净，备用。
2. 粳米用清水洗净，备用。
3. 把处理好的红枣、粳米放入锅内，加适量清水，煮沸。
4. 煮沸后，改用小火煲15分钟，放入少许红糖调味。
5. 关火前撒入菊花。

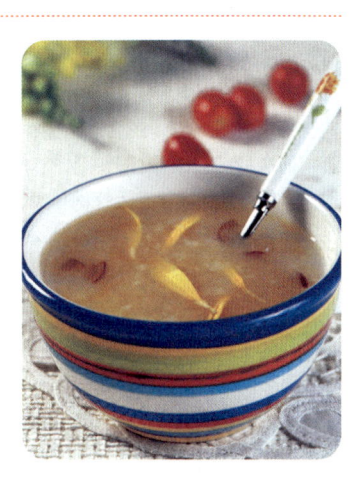

金银花

清热解毒之圣药

【性味归经】性寒,味甘;归肺、胃、心经。
【适用人群】一般人均可食用
【食用用量】煎汤,每次10~20克。

药食两用的营养功效

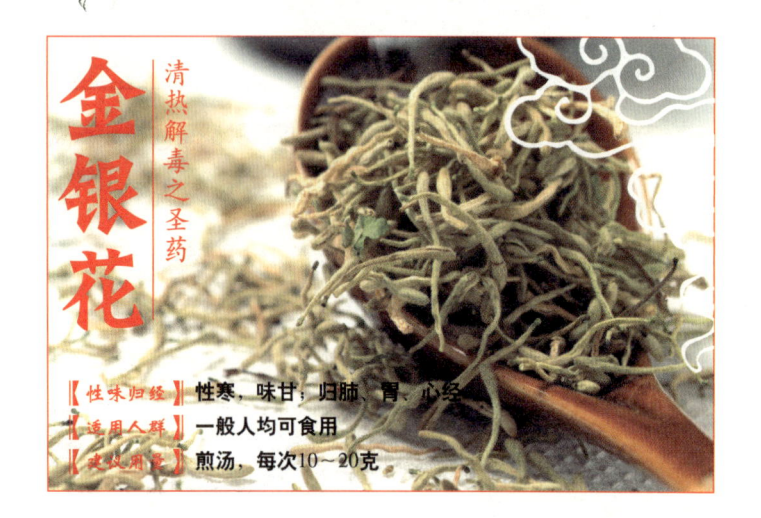

中医认为,金银花有清热解毒之功效,主要用于热毒疮痈,还可以清肿明目、疏风散寒。对于温病初起、风热感冒、咽喉肿痛、肺炎等症都有很好的疗效,还可以用于热毒血痢者。

现代药理研究发现,金银花含有双花醇,芳樟醇、木樨草素、肌醇、皂苷、鞣酸等成分,还含有大量的还原基因,对葡萄球菌、溶血性链球菌、伤寒杆菌、结核杆菌、肺炎球菌等细菌分泌的毒素有较强的抑制作用。临床上还用金银花治疗阑尾炎、菌痢等。金银花还可增强免疫力,可促进肠蠕动,促进胃液及胆汁分泌,保护和治疗肝损伤,能兴奋中枢神经系统、降低血浆中胆固醇含量。

食材养生红绿灯

◎金银花久服伤胃,脾胃虚寒者忌食。
◎金银花可制成饮料,夏日代茶饮,有散暑清热、开胃复中和散风明目的功效。

科学选购提升养生功效

颜色：黄白色或绿白色。

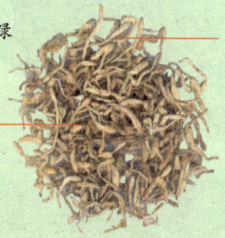

形状：金银花为棒状，上粗下细，略弯曲。表面密被短柔毛，偶见叶状苞片，花萼绿色，先端五裂，裂片有毛长约1毫米。

药食两用的偏方、便方、验方、单方

治疗风热感冒消 偏方

金银花饮：金银花20克，用沸水200毫升泡数分钟，频饮。

上火、便秘 便方

金银花大黄茶：金银花、大黄，按3∶1的用量搭配，泡茶饮用，可加入适量蜂蜜。

养生保健食谱推荐

金银菊花蜂蜜茶

材料 金银花10克，杭菊花5克，花茶2克

调料 蜂蜜10毫升

做法

1. 将金银花和杭菊花稍加翻炒。
2. 放凉后，再放入砂锅中，把水煮沸，加入花茶，用小火煎煮3～5分钟。
3. 最后加入蜂蜜，搅拌均匀。

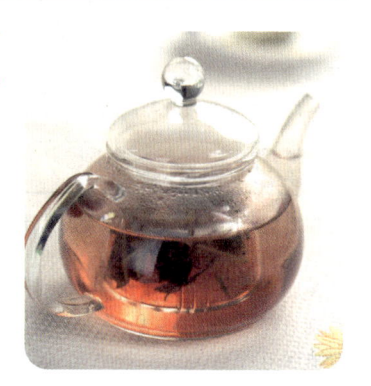

决明子

明目降脂之良药

【性味归经】性甘、苦,微寒;归肝、大肠经
【适用人群】一般人均可食用
【建议用量】煎汤,每次9～15克

药食两用的营养功效

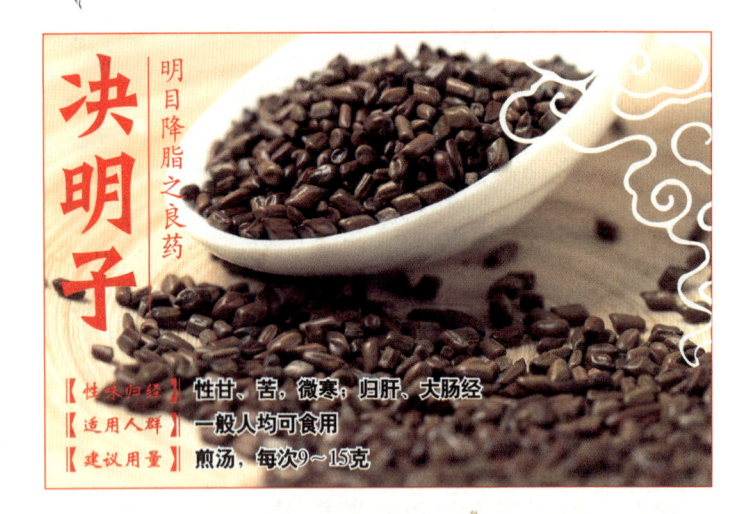

中医认为,决明子可以治青盲、目涩、肤赤、白膜、眼赤痛泪出。决明子可单用,也可与其他药配伍。

现代药理研究证实,决明子含有决明素、决明内酯、维生素A、大黄酚、大黄素、大黄酸、大黄素蒽酮等营养成分,对视神经有良好的保护作用,常用于治疗白内障、视网膜炎、视神经萎缩、青光眼、眼结膜炎等疾病。决明子还能抑制葡萄球菌生长、收缩子宫、降压、降血脂、降胆固醇,对防治血管硬化与高血压有显著效果。

食材养生红绿灯

◎ 体质虚弱、脾胃虚寒和大便溏泄者不宜多食。
◎ 决明子茶虽然有明目的功效,但大量饮用对身体不利。
◎ 长期食用决明子可引起肠道病变或引起难治性便秘。
◎ 适合平时用眼较多者、长期面对电脑工作者、肾虚、肝火旺、便秘、体胖者服用。

27种药食两用的必吃食物

科学选购提升养生功效

大小：长5～8毫米，宽2.5～3毫米。

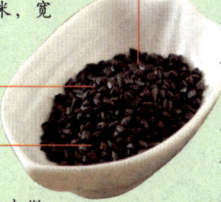

形状：干燥种子呈菱方形，马蹄状，一端稍尖，一端截状，表面黄褐色或绿褐色，平滑有光泽，两面各有1个凸起的棕色棱线,棱线两侧各有一条浅色而稍凹陷的线纹。

气味：无气味，味微苦，略带黏液性。

药食两用的偏方、便方、验方、单方

治疗高血压 偏方

紫菜决明子饮：紫菜、决明子各15克，水煎服，每日3次。

治疗高血脂 便方

决明子茶：绿茶6克，决明子20克，把两者用开水冲沏，经常饮用。

养生保健食谱推荐

决明山楂饮

材料 决明子、山楂各25克，菊花15克

做法

1. 将决明子和山楂分别清洗干净，与菊花一起放入砂锅中，加适量清水，用大火加热。
2. 沸腾后再改用小火煎煮，30分钟后熄火，将粗渣除去，留取汁液备服。

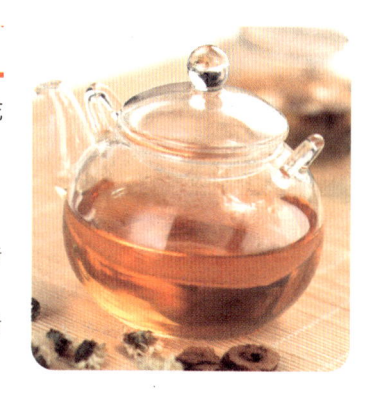

肉桂 治肾阳不足之常用调料

【性味归经】性大热,味辛、甘;归肾、脾、心、肝经
【适用人群】一般人群均可食用
【建议用量】煎汤,每次2~5克

药食两用的营养功效

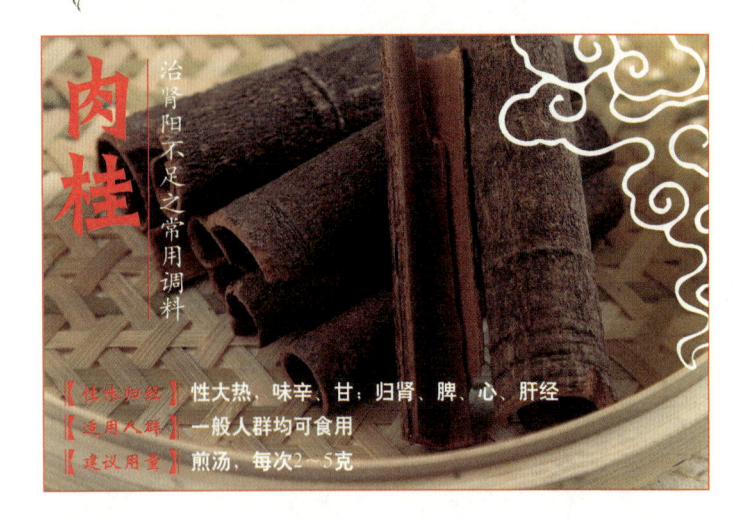

肉桂可治肾阳不足、畏寒肢冷;脾阳不振、脘腹冷痛、食少便溏;久病体虚、气血衰少、阴疽色白、漫肿不溃,或久溃不敛;寒湿痹证、肢节酸痛、腰酸腰痛、闭经痛经等病症。

现代药理研究证明,肉桂主要含挥发油、桂皮醛等成分,其中主要是桂皮醛、桂皮酸、少量乙酸桂皮酯、乙酸苯丙酯。另外,肉桂含有锌等微量元素,以及鞣质等成分,可治疗溃疡、腹泻。其所含成分还能促进胃肠蠕动,排除腹中胀气,有芳香健胃的作用。

食材养生红绿灯

◎肉桂辛热燥烈,有活血的作用,但易损胎气,所以孕妇忌食。
◎阴虚火旺、血热出血者也不宜食用。
◎便秘或患有痔疮者应少食或不食。
◎特别适宜食欲不振、腰膝冷痛、风湿性关节炎、心跳过慢、肾虚、遗尿患者食用。

27种药食两用的必吃食物

科学选购提升养生功效

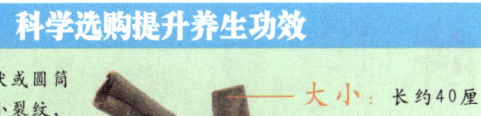

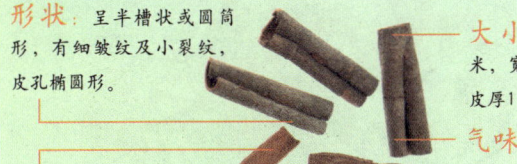

形状：呈半槽状或圆筒形，有细皱纹及小裂纹，皮孔椭圆形。

大小：长约40厘米，宽1.5～3厘米，皮厚1～3毫米。

气味：气芳香，味甜辛。

色泽：内表面暗红棕色，颗粒状。

药食两用的偏方、便方、验方、单方

治疗小儿遗尿 偏方

肉桂鸡肝丸：肉桂适量，雄鸡肝1具。2料等量，捣烂后制丸如绿豆大，温汤送服。每次服2～4丸，每日3次。

养生保健食谱推荐

✱ 茶香猪心

材料 猪心1个，黑芝麻、葱丝各少许

调料 甘草4片，大料2粒，花椒粒适量，肉桂1块，茶叶1大匙，味精半小匙，盐1小匙，料酒2大匙，胡椒粒少许

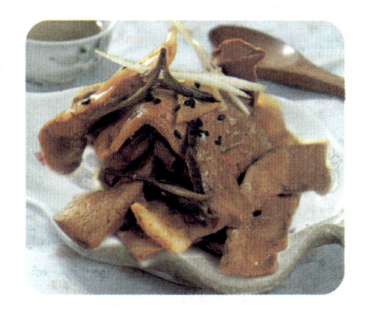

做法

1. 猪心切开，除去白筋后清洗干净，用竹扦固定，再用沸水略氽烫，捞起沥干备用。
2. 调料加水大火煮开，转小火放入猪心略煮，关火浸泡2小时，捞出沥干。
3. 猪心放凉，去除竹扦，切薄片置盘中，撒上黑芝麻、葱丝。

57

陈皮 理气燥湿常用药

【性味归经】性温，味辛、苦；归脾、肺经
【适用人群】一般人均可食用
【建议用量】煎汤，每次6~10克

药食两用的营养功效

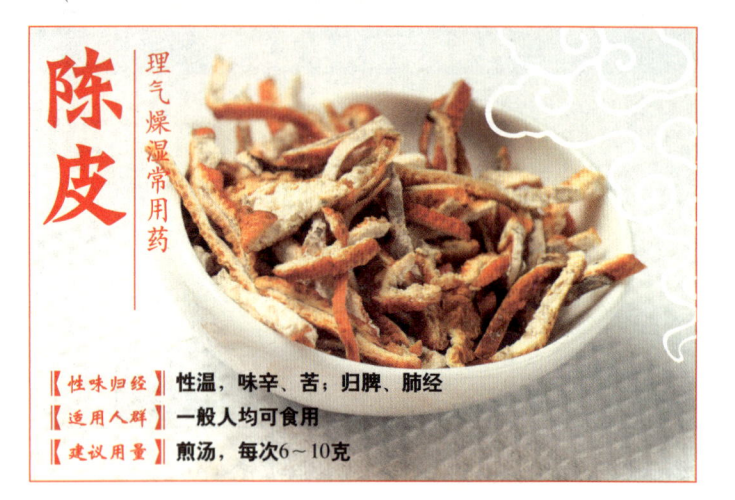

陈皮是一味常用中药，具有通气健脾、燥湿化痰、解腻留香、降逆止呕的功效，常用于脾胃气滞引起的腹胀腹满、恶心呕吐，脾胃虚弱引起的消化不良等。它的苦味物质是以柠檬苷和苦味素为代表的"类柠檬苦素"，这种类柠檬苦素味平和，易溶解于水，有助于食物的消化。所以说，陈皮是一味理气中药。

现代研究发现，陈皮含有挥发油、橙皮苷、B族维生素、维生素C和多种微量元素等成分，它所含的挥发油对胃肠道有温和的刺激作用，可促进消化液的分泌，排除肠管内积气，增加食欲。而且在烹调时加入陈皮，会让菜肴增添一种风味。

食材养生红绿灯

◎内热气虚、燥咳吐血者忌用。
◎陈皮必须保持干燥。最好放在密闭的玻璃瓶中收藏。
◎适合食欲不振、脘腹胀满、痰多咳嗽者食用。

科学选购提升养生功效

形状：细条状，皮比较薄，皮表有不规则凸起，及灰色花斑。

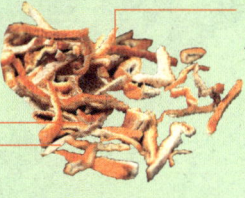

气味：气微辛，味微甜。

色泽：橘红色。

药食两用的偏方、便方、验方、单方

治疗胃寒呃逆 〔偏方〕

陈皮干苏叶酒：陈皮和干苏叶各10克，黄酒适量。2味药用等量黄酒、水煎汁，分次服。

治疗脾虚痰盛型支气管炎 〔验方〕

陈皮粥：陈皮10～15克，大米50克。陈皮加水200毫升，煎至100毫升，去渣，入大米，再加水400毫升，煮成稀粥。每日早、晚各服1次。

养生保健食谱推荐

❋ 桂枣陈皮酒

〔材料〕陈皮、红枣、桂圆各100克，白酒1000克

〔做法〕

1. 将陈皮洗净切成细丝。
2. 将红枣与桂圆洗净，与陈皮丝一起浸泡在白酒中。
3. 将瓶盖封好，每天摇晃1次，2周后开封用碗盛出即可食红枣饮酒。

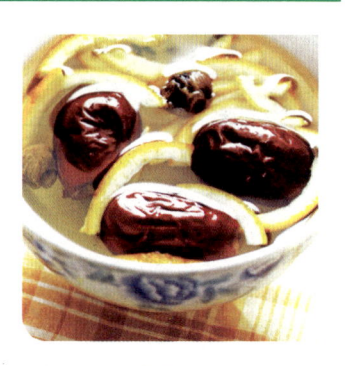

木瓜

美白丰胸明星

【性味归经】性温,味酸;归肝、脾经
【适用人群】一般人均可食用,尤其适合营养缺乏者食用
【建议用量】每次1/4个左右

药食两用的营养功效

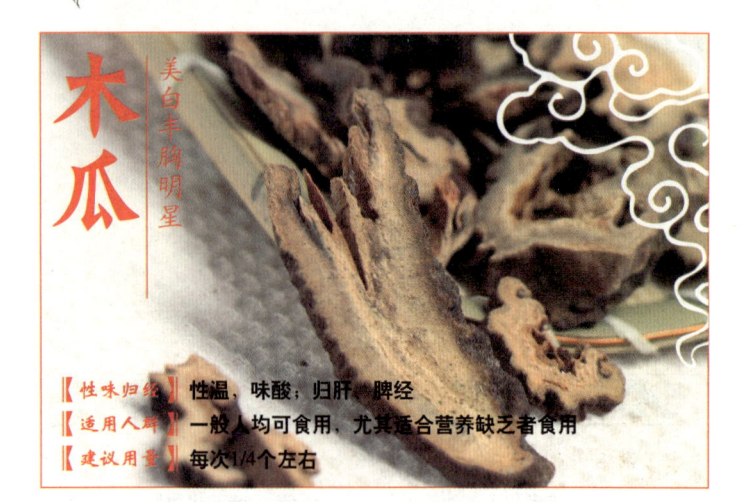

木瓜可平肝舒筋、和胃化湿。用于辅助治疗湿痹筋挛,腰膝关节酸肿疼痛、转筋,脚气水肿,吐泻。木瓜是抗病保健佳果,又称万寿瓜,其果肉厚实、香气浓郁、甜美可口、营养丰富。值得注意的是,北方的木瓜多用来治病,南方的木瓜则多用于食用。治病多采用宣木瓜,也就是北方木瓜,不宜鲜食;食用木瓜多是产于南方的番木瓜,可以生吃,也可作为蔬菜和肉类一起炖煮。

食材养生红绿灯

◎木瓜中的番木瓜碱,对人体有小毒,每次食量不宜过多,过敏体质者应慎食。
◎妊娠时不能吃木瓜,原因是可能引起子宫收缩导致腹痛,但不会影响胎儿。
◎脾胃虚寒或体虚者不宜多食,易致腹泻。
◎湿热偏盛、小便淋闭者慎用。

食物养生搭配宜忌

木瓜＋牛奶＝消除疲劳、润肤养颜（√）

木瓜可以排毒、润肺润肤；牛奶可以消除疲劳，也具有美容功效。两者搭配，可以加强润肤养颜功效，并可消除疲劳。

木瓜＋胡萝卜＝破坏营养（×）

木瓜和胡萝卜同时食用，会大量增加人体内胡萝卜素的含量，如果不能同时转化为维生素A的话，就会使体内胡萝卜素的含量增加，不利于健康。

食材料理小窍门

可以将木瓜直接切成小块吃，味道鲜美又香甜。很多人都把木瓜的种子放弃不用，但它的种子可以单独用来泡水喝。木瓜放置的时间不宜过长。

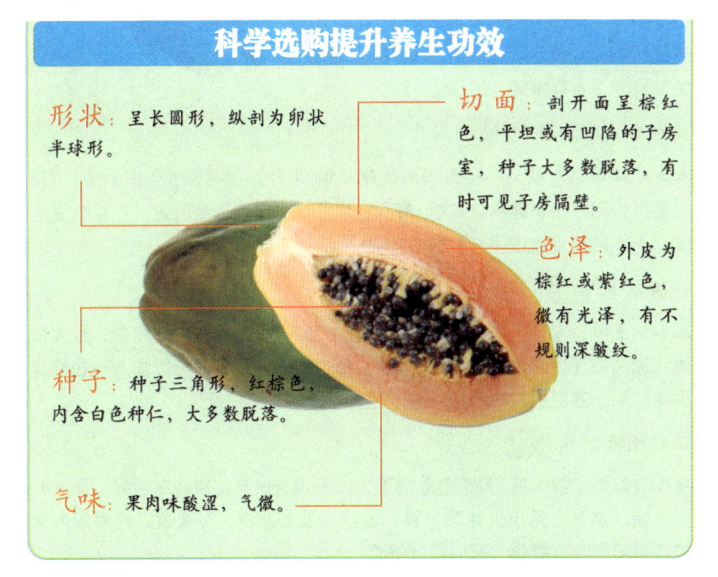

科学选购提升养生功效

形状：呈长圆形，纵剖为卵状半球形。

切面：剖开面呈棕红色，平坦或有凹陷的子房室，种子大多数脱落，有时可见子房隔壁。

色泽：外皮为棕红或紫红色，微有光泽，有不规则深皱纹。

种子：种子三角形，红棕色，内含白色种仁，大多数脱落。

气味：果肉味酸涩，气微。

药食两用的偏方、便方、验方、单方

治疗脐下痛 偏方

木瓜青皮丸：木瓜120克，小茴香90克，青皮60克，蜂蜜适量。前三料共研细末，炼蜜为丸，如梧桐子大。每次6颗，每日3次，饭后温酒送服。

治疗踝关节扭伤 便方

大黄木瓜敷：大黄150克，木瓜、蒲公英各60克，栀子、地鳖虫、黄柏、乳香、没药各30克。以上各料共研细末，用凡士林调敷。每日1次，3～5日为一个疗程。

治疗关节炎及手足麻木 验方

川芎当归木瓜酒：酥炙虎骨、川芎、当归各30克，玉竹60克，川断、红花、怀牛膝、五加皮、白茄根各30克，秦艽15克，桑枝12克，防风5克，木瓜90克，浸泡于10千克白酒中，7日后，加冰糖1000克，每次20毫升，每日2次。适用于关节炎、手足麻木等。

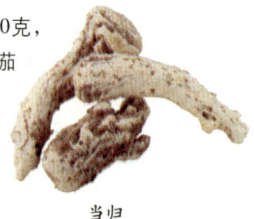

当归

治疗粘连性肠梗阻 验方

木瓜牛膝酒：木瓜、牛膝各50克，白酒500毫升。前两料浸于白酒中，7日后便可饮用。每晚睡前饮1次，每次饮量可根据个人酒量而定，以能耐受为度。上述药量可连续浸泡3次。

舒活筋骨 验方

木瓜红枣酒：木瓜、伸筋草、寄生、红枣各100克，放在广口瓶中，放入白酒，浸泡15天后酌情饮酒，每日2次，每次10～20毫升，可以加入一些蜂蜜调味。用于寒湿引起的小腿冷痛、屈伸不利等。

治疗咽喉肿痛 验方

木瓜菊花饮：鲜木瓜200克去皮切丁，加入10克白菊花用纱布包好，加入40克冰糖，烧开后用小火炖20分钟，放凉后放入冰箱，可频饮，能缓解风热暑湿引起的咽喉肿痛、恶心呕吐等症。

27种药食两用的必吃食物

养生保健食谱推荐

木瓜鲜鱼汤

材料 鲤鱼1条,木瓜50克,豌豆苗10克,红枣5颗,花生仁20颗,姜片、葱段各适量

调料 高汤、香油、盐、料酒、味精、胡椒粉各适量

做法

1. 鲤鱼洗净,在鱼身两面各剖4~5刀,将盐、料酒均匀涂抹在鲤鱼内外,略腌。
2. 红枣、花生仁洗净,花生仁放入碗内,加适量清水蒸熟;木瓜去皮、籽,切成条块。
3. 锅内放少许油,将鱼两面煎黄,加入高汤烧沸,撇去浮沫,加入红枣、木瓜块、姜片、葱段、料酒、胡椒粉炖30分钟,将鱼取出放入大汤碗中。
4. 在汤中加入花生仁、盐、味精煮沸,放几根豌豆苗略烫,倒在鱼上,淋少许香油。

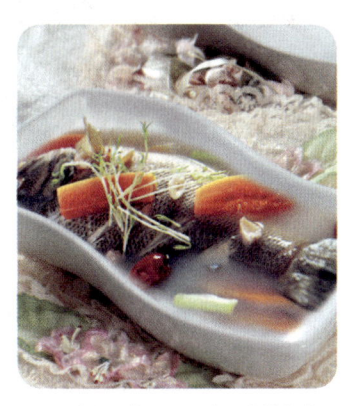

健康小叮咛 鲤鱼对任何人来说都具有保健功效,对女性的保健功效尤为突出,能有效地补气补血,改善肌肤状况,和木瓜一起食用,对女性来说既滋补又养颜。

木瓜奶味丰胸茶

材料 木瓜、牛奶、茶包各适量

做法

1. 先将木瓜洗净、擦干净后去皮把果肉切成片状,放入茶包,待用。
2. 以微火焖煮3分钟,加入少许微温的牛奶拌匀。

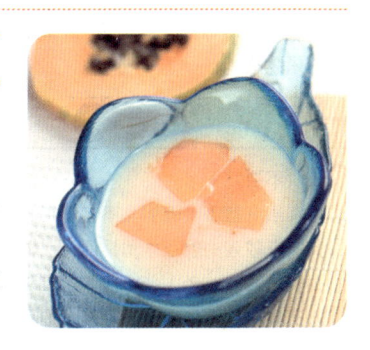

芡实

延年益寿之品

【性味归经】味甘、涩，性平，入脾、肾经
【适用人群】一般人均可食用
【建议用量】煎汤，每日15～30克

药食两用的营养功效

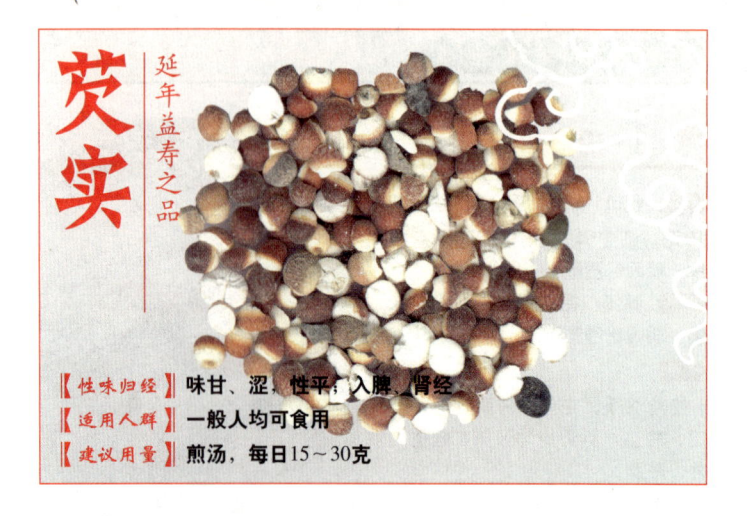

芡实具有益肾固精、健脾止泻、除湿止带的功效，常用于脾虚久泻、肾虚精关不固所致的遗精及早泄、遗尿、尿频、尿浊、带下湿热或脾虚之带下色黄等症的治疗。

芡实含糖类极为丰富，而脂肪的含量很少，因此易被人体吸收。特别是夏天炎热季节脾胃功能衰退，进入秋凉后功能尚差时更应该适时地食用芡实，不但能健脾益胃，还能补充营养。长期食用芡实还能有效改善老年人的尿频症。

食材养生红绿灯

◎一次不要吃太多。
◎芡实虽有营养，但婴儿不宜食用。
◎芡实有较强的收涩作用，便秘、尿赤及产后女性皆不宜食。
◎芡实是儿童、老人、肾虚体弱者和消化不良者的最佳食物。
◎吃芡实要用慢火炖煮至烂熟，细嚼慢咽，方能起到补养身体的作用。

27种药食两用的必吃食物

科学选购提升养生功效

气味：无臭，味淡。

形状：干燥种仁呈圆球形，直径约6毫米。一端呈白色，约占全体1/3，有圆形凹陷，另一端为棕红色，约占全体2/3。

切面：质硬而脆，破开后，切面不平，色洁白，粉性。

药食两用的偏方、便方、验方、单方

治疗记忆力减退 验方

桂圆酸红枣芡实汤：芡实15克，桂圆肉、酸红枣仁各9克，共炖汤。睡前服。

治疗哮喘 验方

芡实红枣粥：芡实100克，核桃仁20克，红枣20颗。将芡实、核桃仁打碎，红枣泡后去核，同入砂锅内，加水500毫升，煮20分钟成粥。每日早、晚服食。

养生保健食谱推荐

✽ 茯苓芡实粥

材料 芡实15克，茯苓10克，大米适量，枸杞子少许

做法

1. 芡实、茯苓捣碎；大米淘洗干净。
2. 芡实、茯苓放入锅中，加适量水，煎至软烂时加入大米、枸杞子，继续煮成粥即可。

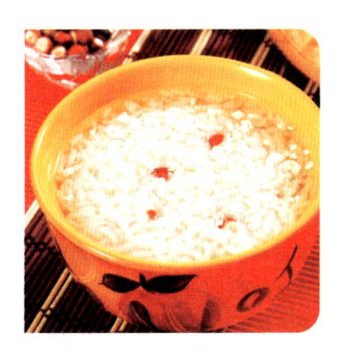

65

燕麦 降胆固醇明星

【性味归经】性温,味甘;归肝、肾经
【适用人群】一般人均可食用,更适合于中老年人食用
【建议用量】每餐40克左右

药食两用的营养功效

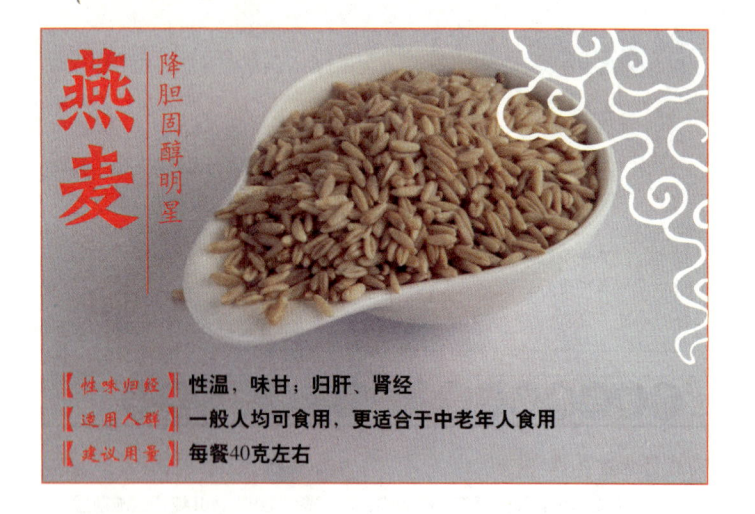

燕麦中富含可溶性纤维和非可溶性纤维,可溶性纤维能大量吸收人体内的胆固醇并将其排出体外,从而降低血液中胆固醇的含量。同时,高黏稠度的可溶性纤维,能延缓胃的排空,增加饱腹感。而非可溶性纤维则有助于消化,能预防便秘。燕麦含有丰富的B族维生素和锌,它们对糖类和脂肪类的代谢具有调节作用,可以有效降低人体中的胆固醇。

燕麦含有丰富的维生素E,能稳定细胞膜的蛋白质活性,促进肌肉正常发育,保持肌肤弹性。

食材养生红绿灯

◎燕麦是高纤维食物,一次吃太多,会造成胃痉挛或是胀气。
◎燕麦中缺少维生素C,矿物质也不多,尤其是钙,煮熟后,维生素和矿物质含量更少。因此,最好与富含维生素C和矿物质的食物一起食用。
◎燕麦是低糖食物,适合肥胖者食用。

食物养生搭配宜忌

燕麦+百合=润肺止咳（√）

百合止咳功效尤佳，燕麦性质温和，口感较佳，与百合搭配能促进百合发挥润肺止咳的作用。

燕麦+红薯=腹泻、胀气（×）

燕麦和红薯都含有丰富的膳食纤维，如果两者搭配食用，会使人体摄入过多的膳食纤维，造成腹泻，而且也会使胀气更加严重。

食材料理小窍门

食用燕麦片的一个关键是避免长时间高温煮，以防止维生素被破坏。燕麦片煮的时间越长，其营养损失就越大。最佳的料理方法是将生燕麦片煮20～30分钟；熟燕麦片则只需要煮5分钟；熟燕麦若与牛奶一起煮，只要煮3分钟就可以了，中间最好搅拌一次，味道会更好。

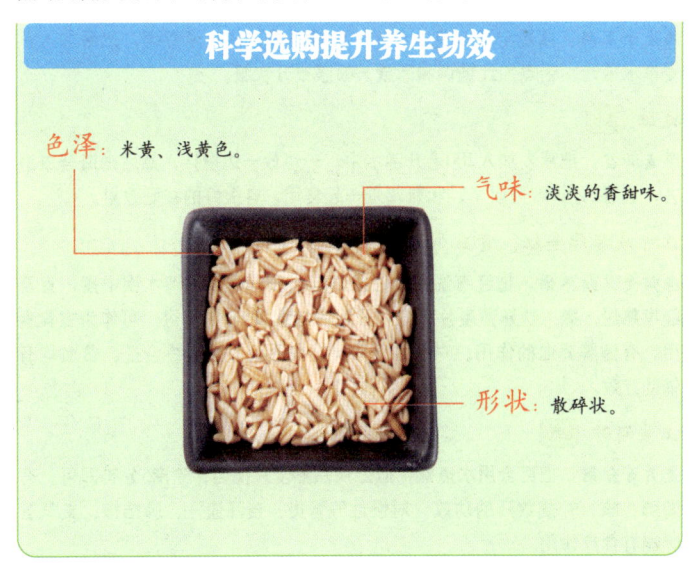

科学选购提升养生功效

色泽：米黄、浅黄色。

气味：淡淡的香甜味。

形状：散碎状。

药食两用的偏方、便方、验方、单方

治疗皮癣 偏方

燕麦牛奶糊：将燕麦和鲜牛奶混合成糊状，涂在脸上10～15分钟后，先用温水清洗，再用冷水清洗。每日1次。

治疗自汗、盗汗 偏方

燕麦米糠汁：燕麦30克，米糠15克，饴糖适量。将燕麦和米糠加水煎，去渣取汁，分2次饮服，饮时可加饴糖。

治疗高血脂 偏方

燕麦红糖饮：燕麦、绿豆、扁豆、赤小豆各30克，红糖适量。将燕麦、"三豆"共研细，同放锅中，加清水适量煮粥，待熟时加入红糖，再煮1～2沸即成。每日2次。

治疗月经不调、胎产不下 偏方

燕麦小米粥：燕麦全草90克，小米、红糖适量。将小米煮粥，然后加入燕麦草水煎汁，稍煮加红糖调和即成。顿服或分次服。

减肥 偏方

燕麦海苔：把燕麦加入200毫升沸水中，一边放一边搅拌，然后把海苔放进去，放置2分钟就可以了。和熟鸡蛋一起食用，有很好的减肥效果。

治疗疲劳综合征、贫血 验方

当归麦片红枣粥：把红枣洗净，去核，与当归一同放入清水锅中煮，直至红枣熟烂，撒入快熟燕麦片调匀，开锅后继续煮5分钟即可。可作为主食食用，有健脾养血的作用。对慢性气管炎、失眠症、疲劳综合征、贫血均有辅助疗效。

止咳润肺 验方

麦片百合粥：把百合用水煮熟，撒上快熟燕麦片搅匀，煮沸5分钟即可。有润肺止咳、补虚敛汗的功效。对慢性气管炎、自汗盗汗、肺结核、支气管哮喘有食疗作用。

养生保健食谱推荐

❈ 杂粮红枣饭

材料 燕麦、玉米、小麦、荞麦、粳米各50克，红枣适量

调料 糖少许

做法

1. 燕麦、玉米、小麦、荞麦洗净，浸泡2小时，沥干水分。
2. 粳米淘净；红枣洗净去核。
3. 所有材料入锅中，加适量水煮熟。

健康小叮咛 煮饭应注意饭和水的比例，一般是1:1.5，但因为粗粮吃水较多，所以在用粗粮煮粥时可以多添点水。

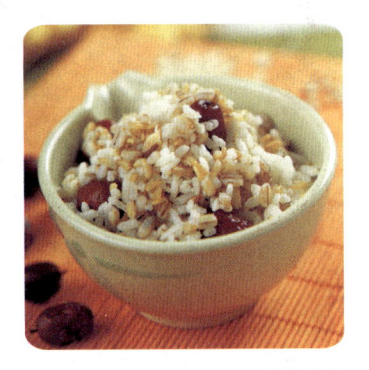

❈ 鸡蛋燕麦粥

材料 粳米适量，燕麦15克，鸡蛋1个，牛奶、丹参各适量

做法

1. 粳米淘洗干净，加水浸泡30分钟；鸡蛋取蛋黄；丹参用纱布袋包起来。
2. 锅中加水烧开，将粳米、燕麦及丹参放入锅中，熬煮成粥。
3. 在粥中加入牛奶拌匀，装碗放入生蛋黄即可。

健康小叮咛 早在汉代，古书中就有燕麦可用于产妇催乳及治疗婴儿营养不良的记载；现代医学表明，经常食用由燕麦加工成的燕麦片（有效成分不变），对高血压、糖尿病等有明显疗效。

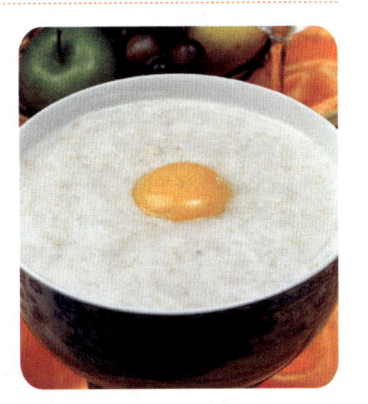

芹菜 降压良药

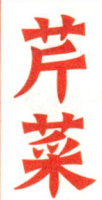

【性味归经】	性凉，味甘、无毒；归肺、胃、肝经
【适用人群】	一般人均可食用
【建议用量】	每餐50克

药食两用的营养功效

芹菜的茎、叶中均含有挥发性物质甘露醇，具芳香味，能增强人们的食欲。芹菜具有一定的药理和治疗价值，现代药理研究表明，芹菜具有降血压、降血脂的作用。由于它们的根、茎、叶和种子都可以当药用，故有"厨房里的药物""药芹"之称。由于芹菜的钙、磷含量较高，所以它既有一定的镇静和保护血管的作用，又可增强骨骼、预防小儿软骨病。

经常吃些芹菜可中和尿酸及体内的酸性物质，对痛风的防治有一定的帮助。芹菜中还含有大量的膳食纤维，可以刺激肠胃蠕动、促进排便，有清肠的作用，是减肥、美容的佳品。

食材养生红绿灯

◎芹菜有降血压的作用，因此血压低者慎食。
◎芹菜叶中含有较丰富的胡萝卜素、维生素C和铁，所以吃时最好把嫩叶也留下。
◎芹菜可增强骨骼，适合老人和孩子食用。

食物养生搭配宜忌

芹菜+腌制食品=防癌（√）

腌制食品中都含有一定量的亚硝酸盐，在体内会转化为亚硝酸，有致癌作用。芹菜中含有大量的维生素C，可抑制亚硝酸胺的生成，二者同食可防癌。

芹菜+大豆=影响铁的吸收（×）

大豆中含有丰富的铁质，而芹菜中富含的膳食纤维会影响人体对铁的吸收。

芹菜+蛤蜊=影响营养吸收（×）

蛤蜊肉中含有破坏维生素B_1的硫胺酶，这是一种维生素B_1的分解酶。芹菜若常与蛤蜊同食，会影响人体吸收维生素B_1。

食材料理小窍门

切芹菜的好方法：先将芹菜的叶子一一择去，在水槽中将筋去掉，并洗干净。然后，将芹菜分成两等份。再用斜刀切成厚片就可以了。

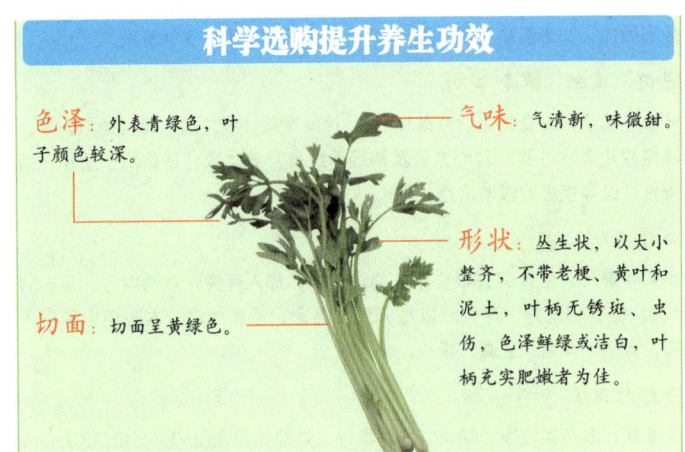

科学选购提升养生功效

色泽：外表青绿色，叶子颜色较深。

气味：气清新，味微甜。

形状：丛生状，以大小整齐，不带老梗、黄叶和泥土，叶柄无锈斑、虫伤，色泽鲜绿或洁白，叶柄充实肥嫩者为佳。

切面：切面呈黄绿色。

药食两用的偏方、便方、验方、单方

治疗高血脂 偏方
芹菜黑枣饮：鲜芹菜500克，黑枣25颗。将黑枣洗净去核，与芹菜段同煮，每日分3次服完。

治疗肝炎 偏方
芹菜胡萝卜饮：鲜芹菜100～150克，胡萝卜100克，鲜车前草30克，蜂蜜适量。将芹菜、胡萝卜、车前草洗净捣烂取汁，加蜂蜜炖沸后温服。每日1次，疗程不限。

治疗口臭 偏方
芹菜拌竹笋：芹菜100克，鲜嫩竹笋80克，熟植物油、盐、味精适量。竹笋煮熟切片；芹菜洗净切段，用开水略焯，控尽水与竹笋片相合；加入适量熟植物油、盐、味精，拌匀即可食用。每日1～2次，可有效改善口臭。

缓解支气管炎 验方
芹菜陈皮：先将饴糖放入锅内化开，再将芹菜茎一把、陈皮少量倒入锅内炒到微焦，加水蒸熟食用，每日2次。可用于辅助治疗支气管炎。

通便，减肥，排毒 验方
蜂蜜芹菜汁：蜂蜜45克，芹菜150克。榨取芹菜汁液，加入蜂蜜搅匀。早、晚空腹用温水冲服。对心血管及神经系统有补养功效，还适用于便秘、病毒性肝炎等疾患的辅助治疗。

治疗高血压 验方
芹菜蜂蜜汁：生芹菜去根洗净，捣烂挤汁，加入等量蜂蜜调均匀。每日服3次，每次40毫升。芹菜汁以每天现配为宜，不能加温。本法还应忌食大蒜、大葱、洋葱、豆腐、馒头。

治疗尿血症 单方
芹菜汁：取芹菜洗净，切碎，捣烂取汁，炖热，每次服60克，每日3次。一般2～3日可愈。还应忌食辛辣。

养生保健食谱推荐

✱ 芝麻拌芹菜

材料 西芹500克，红辣椒2个，蒜末、熟芝麻各适量

调料 盐、味精、花椒油各适量

做法

1. 红辣椒去蒂、去籽，切圈，垫盘底；西芹去皮，择洗干净，切片。
2. 西芹入沸水中汆烫一下，冷却后装盘。
3. 盘中加入蒜末、花椒油、味精、盐和熟芝麻，拌匀即可食用。

健康小叮咛 芝麻富含维生素E，芹菜含有挥发性芳香油，此菜有润五脏、强筋骨等作用。炒芝麻时一定耐住性子，用小火炒，尤其黑芝麻，感觉差不多时，要时不时捏一撮尝一下，因为火候欠一点就不香，火候过了会有糊味。

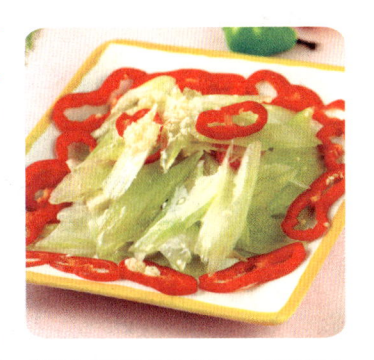

✱ 西芹炒杏仁

材料 西芹200克，杏仁100克，蒜蓉汁适量

调料 盐、味精、高汤各少许

做法

1. 西芹撕去筋后，切丁，入沸水稍烫后捞出，放入冷水中过凉，以保持翠绿。
2. 热锅下油2大匙，爆香蒜蓉汁，放入杏仁，炒至稍泛黄色时加入西芹丁。
3. 加少许高汤，下味精、盐调味炒匀即可。

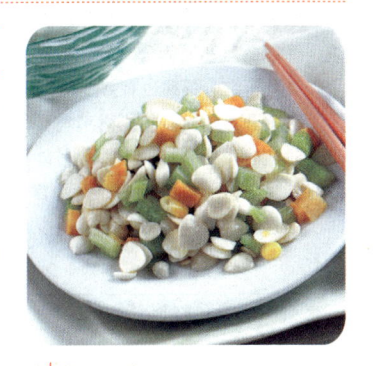

健康小叮咛 研究表明，每周进食5次杏仁者，患心脏病或冠心病的概率比很少进食或不吃者低50%。

山楂 消食化积之要药

【性味归经】性微温，味酸、甘；归脾、胃、肝经
【适用人群】一般人均可食用
【建议用量】每次3～10克

药食两用的营养功效

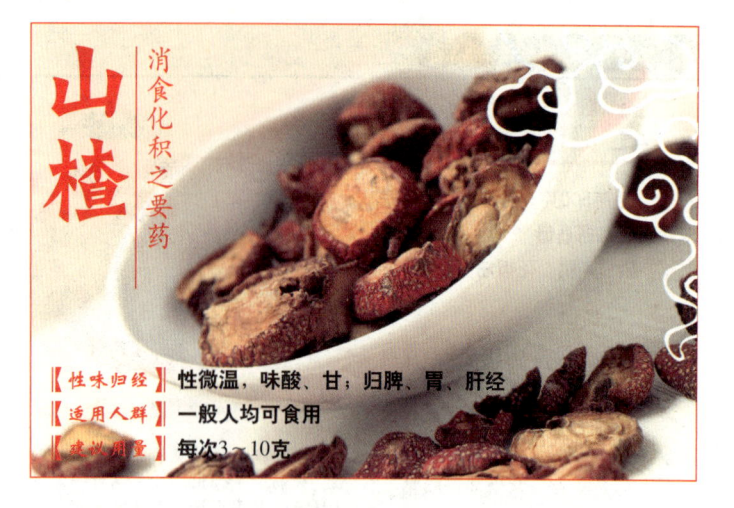

山楂可以平喘化痰、抑制细菌、治疗腹痛腹泻，还能防治心血管疾病，具有扩张血管、增加冠脉血流量、改善心脏活力、兴奋中枢神经系统、降低血压和胆固醇、软化血管及利尿镇静等作用。山楂酸还有强心作用，对老年性心脏病也有益。

它能开胃消食，特别对消肉食积滞作用更好。有助于解除局部淤血状态，对跌打损伤有辅助疗效。另外，山楂对子宫有收缩作用，在孕妇临产时有催生之效，并能促进产后子宫恢复。山楂所含的黄酮类和维生素C、胡萝卜素等物质能有效阻断并减少自由基的生成，增强机体免疫力，有防衰老、抗皱的作用。

食材养生红绿灯

◎食用后要注意及时漱口，以防对牙齿不利。
◎孕妇不宜吃，山楂可刺激子宫收缩，有可能诱发流产。
◎要尽量食用鲜果。

食物养生搭配宜忌

山楂+核桃=预防慢性病（√）

核桃含有丰富的B族维生素和卵磷脂，能够提高肾脏功能，改善泌尿系统的症状，而山楂含有丰富的营养。山楂与核桃搭配食用，不仅能让人体摄取到更丰富的营养成分，还能治疗慢性病，提高人体的免疫力。

山楂+海产品=呕吐（×）

山楂和海鲜同食会让人呕吐，这是因为山楂中含有的鞣酸遇到水产品中的蛋白质会形成不容易消化的物质，引起呕吐。

食材料理小窍门

食用山楂的时候，最让人烦恼的就是怎样把核去掉，其实方法很简单，先把山楂洗净后放在盘子里，再拿一个钢笔帽，把它清洗干净，对着山楂底部一边挤一边拧进去大约一半，然后从山楂另一端拧、挤进去，山楂核就能被挤出来了。

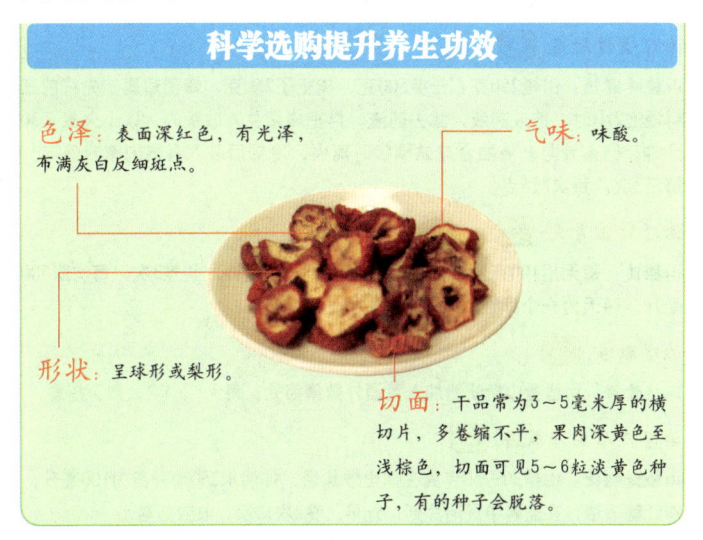

科学选购提升养生功效

色泽：表面深红色，有光泽，布满灰白反细斑点。

气味：味酸。

形状：呈球形或梨形。

切面：干品常为3～5毫米厚的横切片，多卷缩不平，果肉深黄色至浅棕色，切面可见5～6粒淡黄色种子，有的种子会脱落。

75

药食两用的偏方、便方、验方、单方

治疗高血脂 偏方

山楂柿叶茶：山楂12克，柿子叶10克，茶叶3克。三料以沸水浸泡15分钟即可。每日1剂，不拘时，可频饮服。

益智、醒脑、宁心 偏方

山楂石菖蒲茶：山楂30克，石菖蒲15克，沸水冲泡10分钟。每日1剂，代茶饮。适用于心情郁闷、头晕胀痛、记忆力下降者。

治疗高血压 偏方

山楂茶：山楂10克。将其洗净，置于大茶杯中，用滚水冲泡，代茶饮用。每日1次，长饮有效。

消食化积 验方

山楂茶：山楂15克，洗净，切片，水煮，水沸后5分钟，代茶饮。适用于单纯性肥胖、高血脂、高血压、冠心病等症。

治疗慢性肝炎 验方

山楂蜂蜜饮：山楂250克，丹参500克，枸杞子250克，蜂蜜适量。先将前三料浸泡2小时，煎成药液，滤去药渣。再把蜂蜜兑入砂锅内，以小火煮开30分钟。待蜜汁与药液融合成黏稠状时离火，冷却后装入容器内密封保存。每日3次，每次服5克。

治疗肾盂肾炎 单方

山楂饮：每天用100克生山楂，用冷水煎15～20分钟，共煮3次，每次服500毫升，14天为一个疗程。

治疗瘢痕 单方

山楂黄酒：用适量山楂研粉加入黄酒外敷瘢痕处。每天1～3次，敷至痊愈。

治疗产后瘀滞腹痛 单方

山楂红糖饮：山楂30～50克放在锅里炒焦后，加清水250毫升煎为100毫升，冲红糖适量，在盖碗中浸泡片刻，分早、晚2次口服，收效显著。

27种药食两用的必吃食物

养生保健食谱推荐

✹ 山楂荞麦粥

材料 荞麦粉100克,山楂15克
调料 盐适量
做法

1. 将山楂洗净,去籽,切薄片;荞麦粉用冷水调匀,备用。
2. 山楂放入锅内,加清水煮10分钟,加入荞麦粉,煮熟加盐即成。

健康小叮咛 荞麦粉看起来色泽不佳,但用它做成面条,佐以麻酱或羊肉汤,别具一番风味;荞麦具有清理肠道沉积废物的作用,因此民间称之为"净肠草"。

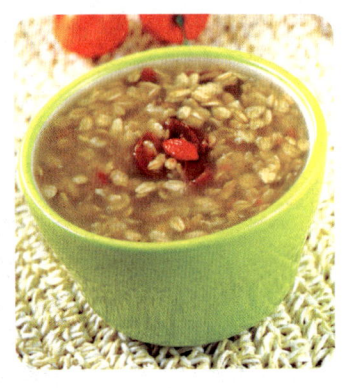

✹ 胡萝卜二山鸡肫煲

材料 胡萝卜100克,鲜山药50克,炒山楂30克,鸡肫1个(带鸡肫内金)
调料 盐、鸡清汤各适量
做法

1. 胡萝卜切成小块;鲜山药去皮,切小块;山楂放入清水中浸泡。
2. 鸡肫刮洗净,切成小块。
3. 将鸡肫放入砂锅,倒入清鸡汤,小火炖煮40分钟后,加萝卜块、山药块、山楂、盐,再用小火炖20分钟。

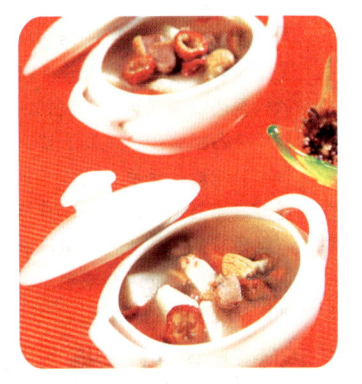

健康小叮咛 萝卜、山药、山楂、鸡肫都是生活中常见的开胃食品,由此四者共同煲出来的汤,健胃消食效果非常显著。

芦荟 天然美容师

【性味归经】性寒、味苦；归肝、胃、大肠经
【适用人群】一般人均可食用
【建议用量】每天不超过30克

药食两用的营养功效

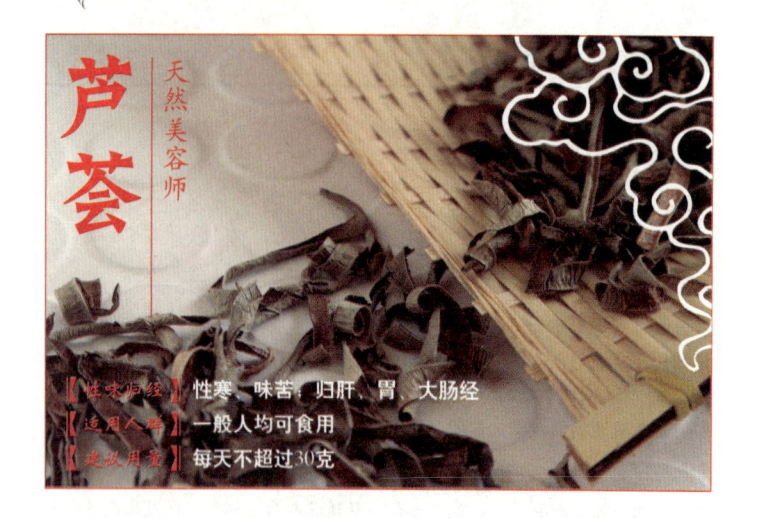

中医认为，芦荟可用于热结便秘、习惯性便秘等患者。

现代医学研究发现，芦荟提取物有抗癌、防癌的功效，可促进皮肤损伤后的再生，增强机体免疫力，还有保护肝脏的作用；所含芦荟大黄素同样有杀菌抑菌作用；其所富含的烟酸、维生素B_6等，是苦味的健胃轻泻剂，有抗炎、修复胃黏膜和止痛的作用，有利于胃炎、胃溃疡的治疗，能促进溃面愈合。此外，芦荟还富含铬元素，具有与胰岛素同样的作用，能调节体内的血糖代谢，是糖尿病患者的理想食物和药物。各种慢性病如高血压、痛风、哮喘、癌症等，在治疗过程中配合使用芦荟可增强疗效，加速机体的康复。

食材养生红绿灯

◎孕妇和经期中的女性严禁服用芦荟。
◎首次食用芦荟应先做皮试，无异常现象方能食用。避免出现皮肤红肿、粗糙等过敏现象。

27种药食两用的必吃食物

科学选购提升养生功效

形状：呈不规则的块状，常破裂为多角形，大小不等。

色泽：暗红棕色或咖啡棕色，次品呈棕黑色。

气味：有臭气，味极苦。

切面：质轻而坚硬，不易破碎。断面平坦，蜡样，无光泽。

药食两用的偏方、便方、验方、单方

治疗便秘 [单方]

芦荟粉：芦荟适量，干燥后研成细末，分别装在空心的胶囊内，每枚1克。成人每次用温开水吞服2～3枚，小孩1枚，每日2次。如果没有胶囊，也可以用白糖温开水吞服，成人每次2～3克，小孩每次1克。此法对习惯性便秘、热结性便秘效果尤佳。

养生保健食谱推荐

芦荟樱桃汁

材料 芦荟120克，樱桃80克，胡萝卜70克，香蕉1根，柠檬1个

调料 冰块少许

做法

1. 将芦荟洗净去皮，樱桃洗净去核，柠檬切片，胡萝卜洗净切块。
2. 把所有材料放入榨汁机中榨汁，加入适量冰块后即可饮用。

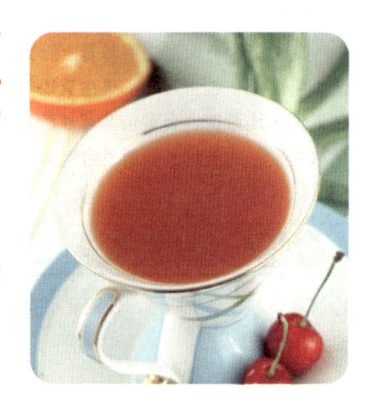

马齿苋 —— 治痢疾的良药

【性味归经】味酸，性寒。归大肠、肝、脾经
【适用人群】一般人均可食用
【建议用量】每次10～15克

药食两用的营养功效

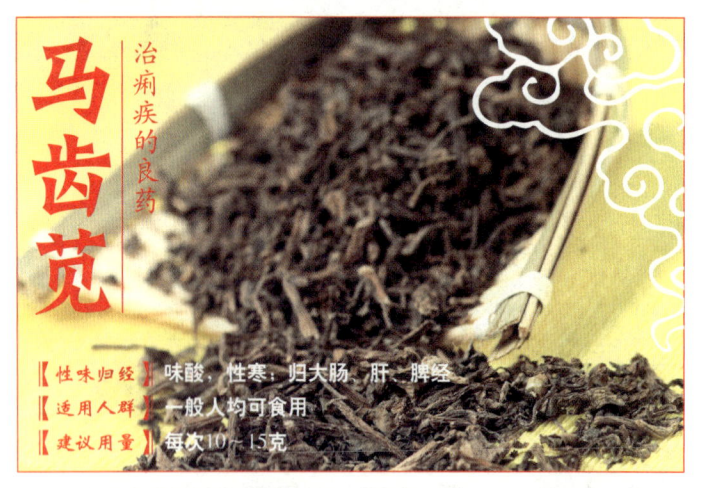

中医认为，马齿苋可清热、凉血、治痢。主治热毒血痢及湿热痢疾，可治火毒疮疡。它所榨的汁对平滑肌有显著的作用，用它制成的饮料有明目作用。另外，马齿苋具有解毒、消炎、利尿、消肿的功效。对糖尿病有一定的辅助治疗作用。

马齿苋含有大量去甲基肾上腺素和钾盐，含有大量的二羟乙胺、苹果酸、箭荡糖、维生素B_1、维生素B_2等营养成分，药理实验证实：它对志贺菌、大肠埃希菌、金黄色葡萄球菌等多种细菌都有强力抑制作用，有"天然抗生素"的美称。马齿苋含丰富的ω-3脂肪酸，对降低心血管疾病的发生有很好的作用。

食材养生红绿灯

◎脾胃虚寒、肠滑腹泻、便溏者不宜食用。
◎孕妇不能服用。
◎适合糖尿病患者食用。

27种药食两用的必吃食物

科学选购提升养生功效

形状：茎细而扭曲，长约15厘米。叶多皱缩或破碎，暗绿色或深褐色。

色泽：表面黄褐色至绿褐色，有明显的纵沟纹。

气味：气微弱而特殊，味微酸。

切面：质脆，易折断，折断面中心黄白色。

药食两用的偏方、便方、验方、单方

治疗尿道感染 〔单方〕

马齿苋红糖饮：取马齿苋120~150克（鲜品500克），用干品时应先加清水浸泡2小时后再煎煮，加入清水量以高于药面为度。煎煮30分钟，去渣取药汁，加入红糖90克，每日服3次，每次服1剂，服药后宜盖被卧床出汗。

养生保健食谱推荐

✱ 马齿苋赤小豆粥

材料　马齿苋30克，赤小豆2大匙，粳米半杯

做法

1. 马齿苋氽烫后晒干备用；粳米淘洗干净。
2. 赤小豆洗净，以大火煮沸，再改用小火煮30分钟，待赤小豆熟烂，加入粳米，适量温开水，继续用小火煮至熟烂如酥，加入马齿苋小段，拌匀，再煮至沸即可。

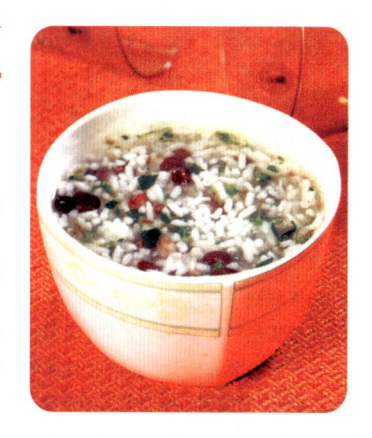

枸杞子

抗衰老的良药

【性味归经】性平，味甘，归肝、肾、肺经
【适用人群】一般人均可使用
【建议用量】每次5~15克

药食两用的营养功效

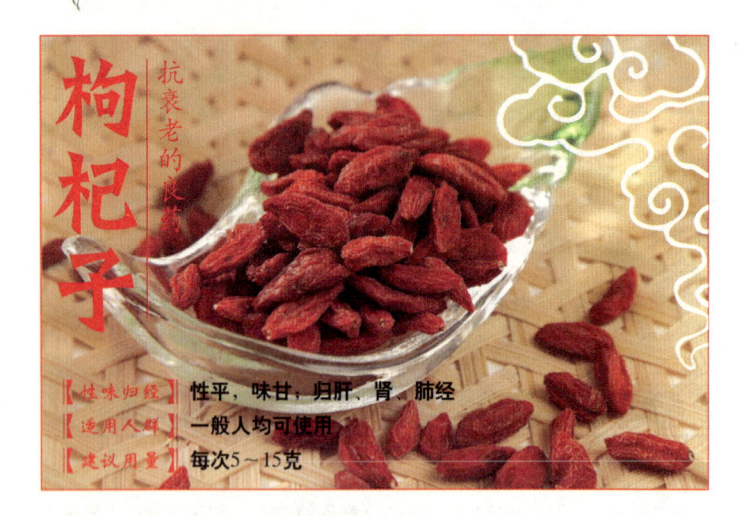

枸杞子可用于肝肾阴虚引起的腰膝酸软、头晕目眩、目昏多泪等症，还可用于肝肾不足、阴血亏虚引起的面色暗黄、须发早白、失眠多梦等症。

枸杞子营养丰富，富含胡萝卜素、维生素A、维生素B_1、维生素C和钙，其中维生素A对眼睛非常有益，所以枸杞子也称"明眼子"。它和鸡蛋一起食用，还有提高机体免疫力，补气强精、滋补肝肾、抗衰老、止消渴、暖身体、抗肿瘤的功效。另外，枸杞子还具有降低血压、血脂、防止动脉粥样硬化、保护肝脏、抑制脂肪肝、促进肝细胞再生的作用。

食材养生红绿灯

◎如果枸杞子已经散发出酒味，则不能再食用。
◎外感实热、脾虚泄泻者不宜服用。
◎枸杞子不要和桂圆、红参、红枣等热性食物共同食用。
◎枸杞子冬季宜煮粥，夏季宜泡茶。

科学选购提升养生功效

形状：呈类纺锤形，略扁。

色泽：表面鲜红色或暗红色。

气味：微甜。

表面：顶端有凸起的花柱，基部有白色的果梗痕，果皮柔韧、微皱。

药食两用的偏方、便方、验方、单方

治疗血脂异常症 偏方

枸杞子合剂：用枸杞子、女贞子、红糖各适量，研末，制成冲剂。每次6克，每日2次，4~6周为一个疗程。

养生保健食谱推荐

❄ 冬瓜枸杞粥

材料 冬瓜1块，枸杞子1大匙，糙米半杯

做法

1. 冬瓜连皮洗净后切成小块，糙米洗净泡水1小时备用。
2. 锅内加入冬瓜块、米及3杯水，用大火煮开后，改小火慢煮至粥黏稠、冬瓜皮酥软，最后加入枸杞子再煮5分钟。

健康小叮咛 冬瓜的维生素C含量丰富，有利尿功能，常食可促进人体新陈代谢、除去身上多余脂肪、防止黑色素沉淀，是减肥美容食品里当仁不让的主角。枸杞子为补血圣品，可滋补肝肾、益精明目。

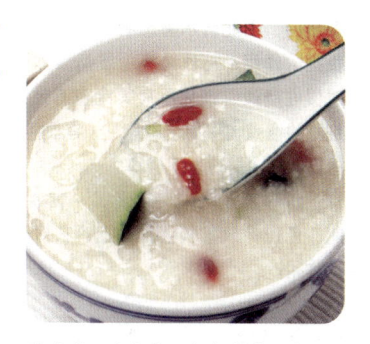

83

薏米 祛病防癌的良药

【性味归经】性微寒，味甘，归脾、胃、肺经
【适用人群】一般人均可食用
【建议用量】每日10~30克

药食两用的营养功效

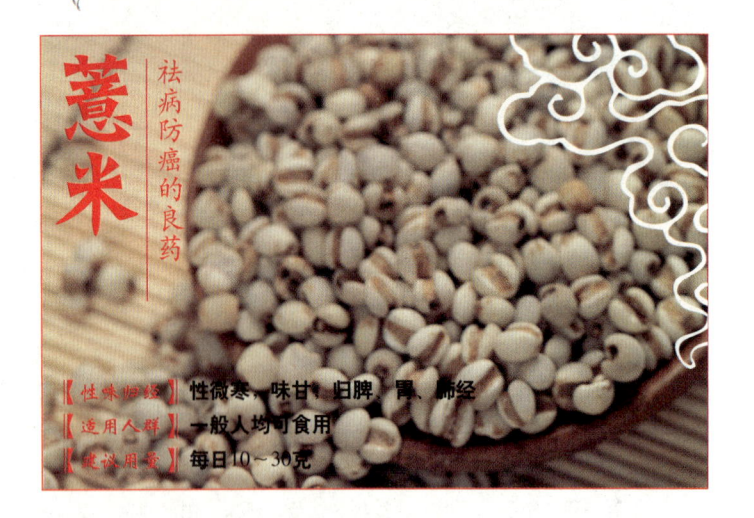

现代药理研究证明，薏米能增强肾功能，有清热利尿作用，能有效治疗水肿，因此对水肿患者有很好的疗效；薏米有促进新陈代谢和减少胃肠负担的作用，可作为病中或病后体弱患者的补益食品，经常食用薏米食品对慢性肠炎、消化不良等症也有效果；薏米有防癌的作用，能有效抑制癌细胞的增殖，可用于胃癌、子宫颈癌的辅助治疗。健康人常吃薏米，能身体轻捷，减少肿瘤发病概率。

薏米还是一种美容食品，常食可以使人体皮肤细腻有光泽，消除粉刺、色斑，改善肤色。并且，它对于由病毒感染引起的赘疣等有一定的治疗作用。

食材养生红绿灯

◎便秘、尿多者及妊娠早期的女性忌食。
◎消化功能较弱的孩子和老弱病者也不宜食用。

食物养生搭配宜忌

薏米+瘦肉=健脾祛湿（√）

瘦肉能够提供优质蛋白质和人体必需的脂肪酸，而薏米能健脾益胃、利肿除湿，两者共食，健脾效果更佳。

薏米+寒凉食品=腹痛（×）

薏米会使身体冷虚，如果再和寒凉的食物一起食用极易引起腹痛。

食材料理小窍门

薏米在食用之前最好淘洗干净，煮的时候要比普通大米花的时间稍微长一点，下锅之前炒一下，也是为了煮的时候香气更浓，翻炒一会儿即可，时间不要过长。

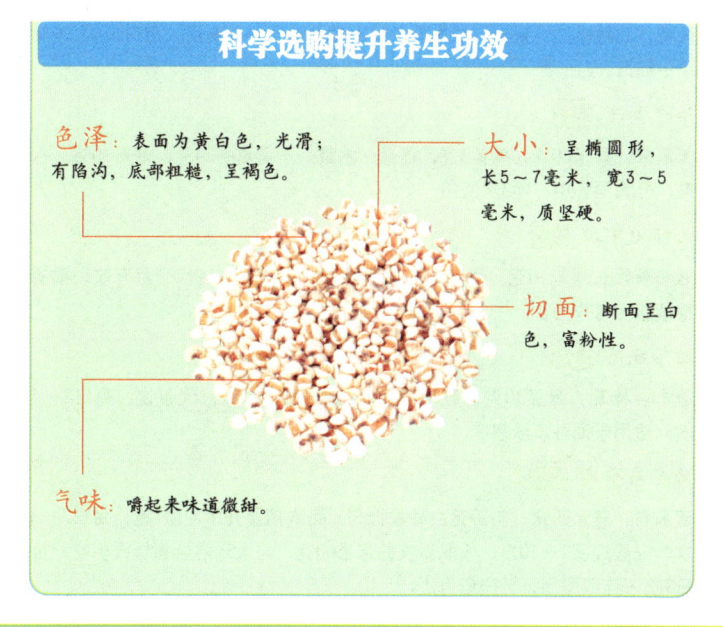

科学选购提升养生功效

色泽：表面为黄白色，光滑；有陷沟，底部粗糙，呈褐色。

大小：呈椭圆形，长5~7毫米，宽3~5毫米，质坚硬。

切面：断面呈白色，富粉性。

气味：嚼起来味道微甜。

药食两用的偏方、便方、验方、单方

治疗月经不调、痛经 偏方

薏米饮：把5克左右熟薏米粉用温开水冲服。饭后服用。

治疗肾结石 偏方

薏米酒：薏米60克，白酒500毫升。薏米洗净，泡入酒中，7天即成，酌量饮用。

治疗糖尿病 偏方

薏米猪脾煎：薏米30克，猪脾1个。猪脾、薏米水煎，连药带汤全食。每日1次，10次即可见效。

治疗遗精 偏方

薏米桃仁粥：薏米30克，炒车前子12克，韭菜子6克，核桃仁3个。韭菜子炒黄，与核桃仁、薏米、炒车前子加水煮成粥，温热食用。每日1次，连服10～15日。

治疗黄汗 验方

薏米煎：薏米60克，麻黄3克，连翘、木贼、车前草各24克，滑石30克，水煎，分为早、中、晚3次服用。

治疗老年斑 验方

薏粉糖饮：薏米40克，煮熟，加糖适量，1次食用，轻者2个月有效，重者继续服至有效为止。

防治痤疮 验方

薏米山楂茶：绿豆30克，薏米30克，山楂9克，水煎，代茶饮，每日3～5次。适用于油性皮肤患者。

治疗扁平疣 单方

薏米粥：薏米研末，与等量白砂糖拌匀，每次用温开水冲服1匙，每日2～3次，一般连服7～10日。或取新收的薏米60克，与大米混合煮饭或粥吃，每日1次，连续服用，至痊愈为止。

养生保健食谱推荐

薏米老鸭汤

材料 薏米100克,老鸭1只,葱段、姜块各适量

调料 料酒、盐、鸡精、胡椒粉各适量

做法

1. 将老鸭清洗干净,除内脏、脚爪,剁成大块,放入沸水中氽烫去血水,捞出备用。
2. 将薏米洗净,浸泡3小时。
3. 将处理好的鸭块放入锅中,倒入适量的清水,把薏米连同泡的水、姜块、葱段、料酒一同放入锅中,大火烧开后改用小火煲,2小时后,用盐、鸡精、胡椒粉调味。

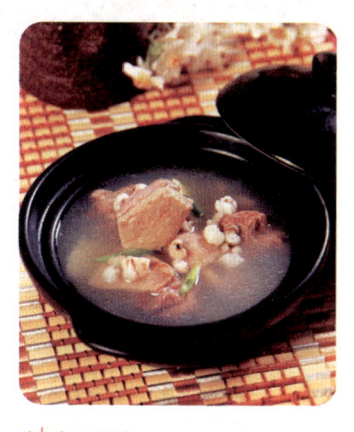

健康小叮咛 薏米可起到扩张血管和降低血糖的作用,尤其对高血压、高血糖有特殊功效。由于薏米的营养较易被身体吸收,所以是很好的食疗食品。

核桃薏米汤

材料 核桃仁、薏米各70克,枸杞子15克,去核红枣适量

调料 冰糖适量

做法

1. 将核桃仁、薏米均洗净,放入清水中浸泡;红枣、枸杞子洗净备用。
2. 锅中投入核桃仁、薏米,大火煮沸后改中火慢煮,40分钟后,投入红枣、枸杞子,再次煮沸后,改用小火煮,30分钟后用冰糖调味。

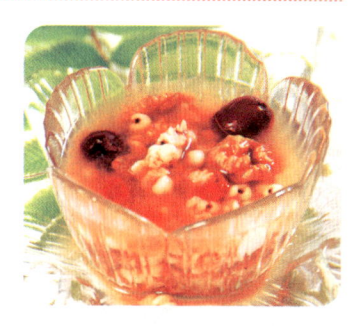

附录

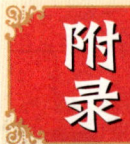

营养素一览表

名称	功能作用	缺乏引起的疾病及症状	过量的危害	营养来源
蛋白质	维持人体生长发育，构成及修补细胞组织之主要材料，调节生理功能	蛋白质缺乏综合征	造成蛋白质中毒	奶类、肉类、蛋类、鱼类、动物内脏、全谷类
脂肪	供给热能，帮助脂溶性维生素的吸收与利用	身体纤瘦、抵抗力差	引发肥胖症	色拉油、大豆油、花生油、猪油、香油、奶酪
铁	组成血红素的主要元素，体内部分酵素的组成元素	缺铁性贫血	诱发心脏病、糖尿病、肿瘤	动物肝脏及血、葡萄干、豆类、贝类、海藻、牛奶、瘦肉
碘	甲状腺球蛋白质的主要成分，调节能量和新陈代谢	甲状腺肿大，由此引发多种疾病	诱发高碘性甲状腺肿瘤	绿叶菜、五谷类、蛋类、奶类
钙	构成骨骼和牙齿的主要成分，调节心跳及肌肉的收缩	佝偻病、厌食、骨质疏松	造成肾结石、奶碱综合征，影响必需矿物质的利用率	豆类、红绿色蔬菜、鱼类、蛋类、奶类
磷	构成骨骼和牙齿的主要元素，促进脂肪与糖类的新陈代谢	牙齿发育不正常、佝偻病、骨质疏松、易骨折	容易形成高磷血症	牛奶、干果、全谷类、肉类、鱼类、家禽类

续表

名称	功能作用	缺乏引起的疾病及症状	过量的危害	营养来源
维生素A	维护视觉、保持气管及消化系统等正常代谢	夜盲症、对感染的抵抗力差、皮肤干燥	引起维生素A过多症、胡萝卜素血症	动物肝脏、鳝鱼、胡萝卜、茼蒿、菠菜、南瓜
维生素D	调节钙及磷的吸收	佝偻病、成人的骨软化症、老年人的骨质疏松	易导致维生素D中毒	沙丁鱼、红鲑鱼、鲤鱼、秋刀鱼、熟且晒干的木松鱼、黑木耳
维生素B_1	与糖代谢,维持神经功能的正常化有关	脚气病、烦躁不安、易怒等情绪不稳定、多发性神经炎、神经障碍	超出推荐量100倍时,会出现头痛、抽搐、衰弱、麻痹、心律失常、过敏等症	猪肉、鳝鱼、糙米、胚芽精米、鸡肝、荞麦、大豆
维生素B_2	参与几乎所有营养物质的代谢活动,可促进生长发育	眼睛充血、异物感、眼角糜烂、从口腔到咽喉以及口唇等溃烂、疲劳、倦怠感、脂溢性皮炎	如果大量注射可能影响机体吸收	动物肝脏、牛奶、鸡蛋、黄绿色蔬菜、鳝鱼、泥鳅、蘑菇
维生素C	维持和生成胶原促进铁的吸收	维生素C缺乏病、皮肤生疮、倦怠	造成腹泻、尿酸盐结石、不孕不育	甘蓝、菜花、柠檬、橙子、草莓、猕猴桃、鲜红枣
维生素K	促进血液凝固	血液不凝固、骨骼脆性增强	易引起婴儿溶血性贫血	菠菜等黄绿色蔬菜、植物油
维生素B_{12}	生成正常的红细胞	恶性贫血	尚不明确	动物肝脏、牛肉、鱼贝类
烟酸	将糖和脂肪转变成能量,对消化系统及皮肤的健康起作用	糙皮病、腹泻、食欲不振	易造成血管扩张、胃肠疾病、肝炎、脂肪肝	动物肝脏、鸡、加工的金枪鱼、熟且晒干的木松鱼

常见疾病饮食表

病名	宜食	忌食	误食后症状
一般感冒	鸡肝、红甜椒、鳕鱼、大米、牛奶、鸡蛋、蘑菇、豆类	香蕉、橘子、芦笋汁、猪肉、羊肉、牛肉	风寒难除,使病情加重
咳嗽	百合、莲子、山药、木瓜、梨、杏仁、萝卜	冷水、冰激凌、咸鱼、橘子、芦柑、鱼虾、辛辣油腻食物	咳嗽会更加厉害
肺炎	乳制品、干香菇、猪肝、鸡肝、土豆、草莓、樱桃、雪梨	凉性水果、辣椒、酒、鱼虾、肥肉、韭菜、红薯	会使肺气不顺,加重病情
肺结核	鸡、瘦肉、蛋、鱼、动物肝脏、乳品、蜂蜜、小米、红枣、银耳、莲子、大米及新鲜的蔬菜和水果	烟、辣椒、酒、茄子、茴香、桂皮、八角、胡椒、葱、姜、辣椒、狗肉、羊肉	病情加重
支气管炎	鳗鱼、猪肝、鸡肝、红椒、草莓、梨、杏仁、甘蔗、花生、红枣、蜂蜜、丝瓜藤	蚌肉、螺蛳、柿子、香蕉、石榴、荸荠、鸭蛋、肉、桃、蕹菜、莼菜、生藕、生萝卜、生黄瓜、海带、草菇、绿豆芽、烟、酒等	咳嗽、呼吸困难加重
急性胃炎	豆类、黑麦(全麦粉)、干柿子	油炸食物、酒、辣椒、糯米	病情加重
慢性胃炎	豆类、黑麦(全麦粉)、干柿子	冷饭、生冷食物、酸酵食物	腹胀闷痛,呕吐腹泻

27种药食两用的必吃食物

续表

病名	宜食	忌食	误食后症状
胃及十二指肠溃疡、胃酸过多	奶类、肉鱼蛋、木瓜、冬瓜、薏米、萝卜、山药、姜、桃、桂圆	鸡肉、豆类、竹笋、洋葱、红薯、青椒、韭菜、芹菜、菠萝、香蕉、坚果、酒、辣椒、芥末、番石榴、浓茶、汽水、咖啡、甜点	病情加重，降低药效，治疗后短期内误食，病情易复发
胃肠胀冈	西红柿、胡萝卜、白萝卜、山药、百合、香蕉、桃	花生、红薯、豆芽、菜豆类、蛋、蔗糖、牛奶、辣椒、姜	更加胀冈
急性肝炎（黄疸）	牛奶、鱼、鸡蛋、冬瓜、白菜、山药、芦笋、豆腐、莲藕	鹅肉、鸡肉、鸭肉、肥猪肉、酒、香油、茄子、香蕉、香肠	病情加剧，愈后误食容易复发
肝病（炎）（热象）	冬瓜、萝卜、茄子、苦瓜、芹菜、白菜、苹果、香蕉、鸡肉、鱼、豌豆、赤小豆、全麦食品	酒、甜食、鸡蛋黄、肥肉、动物内脏、鱿鱼	使肝脏部位脂肪储存更多
肾炎、水肿、脚气	大豆制品、鱼类	盐、牛肉、狗肉、鸡肉、鸭肉、肥猪肉、酒	加重病情
肾亏、白浊、白带	韭菜	啤酒、汽水、咸鱼、笋干、咸菜	会使白带、白浊增多，更难治愈
痛经、月经不调	秋刀鱼、牛肝、虾仁、沙丁鱼、紫菜、泥鳅、香蕉、苹果、桂圆、红枣	雪糕、冰激凌、海鲜、西瓜、葡萄、梨、辣椒、姜、蒜、火锅	加重病情

| 91 |